04# 日本版
TSCC
(子ども用トラウマ
症状チェックリスト)
の手引き

その基礎と臨床

西澤 哲・山本知加著

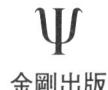

金剛出版

はじめに

　本書は，Briere（1996b）の"Trauma Symptom Checklist for Children（TSCC）：Professional Manual"の邦訳である『子ども用トラウマ症状チェックリスト（TSCC）専門家のためのマニュアル』（西澤訳，2009b）の続編的な位置づけを持っている。マニュアルの翻訳を出版した段階では，TSCCを日本の子どもに適用するために，わが国の子どもの標準化データに基づいたT得点を算出したが，尺度構成に必要とされるその他の分析は行っていなかった。そこで本書では，日本の子どもを対象としたTSCCの統計学的な特徴の分析，信頼性および妥当性の検討を行った。

　第1章では，虐待が子どもにもたらす影響の心理的アセスメントの全体像を概観した上で，TSCCの概要をまとめた。

　第2章では，主としてTSCCの実施の適用年齢，および性的関心項目について述べた。性的関心項目は，すでに出版されている日本語版TSCCには含まれていないが，現在の子どもの状況を考慮し，今回本書とあわせてTSCC全項目版もあわせて出版することになった。

　第3章では，TSCCの各尺度の得点の解釈の基礎となるわが国の標準化データの統計学的な検討の結果を中心に述べた。また，あわせて，筆者のこれまでの臨床活動でTSCCを実施した六つの事例を紹介した。

　第4章では，わが国の標準化サンプルの記述統計学的な特徴を述べた。

　第5章では，TSCCの信頼性と妥当性について述べた。まず，原版TSCCの信頼性および妥当性を検討した研究を概観した上で，日本版TSCCの信頼性に関するデータを示し，妥当性の検討に関係するわが国におけるTSCCを用いた研究を示した。

　第6章では，TSCCの臨床的応用に関する研究として，児童養護施設で生活している子どもを対象とした筆者らの研究論文を掲載した。これは，本来は独立した原著論文として執筆していたものであるために記述形式や表現等が他章とは幾分異なっており，本書の一章としてはなじまない点が散見されるものの，今後，TSCCを活用した研究を実施する際の参考になると考え，ほぼ

原文のままで掲載した。

　原版TSCCのマニュアルにBriereが記しているように，尺度の開発には多大なる時間と，多くの人々の協力が不可欠である。日本版TSCCの作成にあたってもっとも困難であったのは，標準化のための一般群データの収集である。今回の標準化データの多くは，私がTSCCに関する研究を開始した当時に千葉大学教育学部の教授であられた三浦香苗先生（現昭和女子大学教授）の御尽力の結果である。三浦先生のご協力なしには，今回の日本版TSCCの出版は不可能であった。

　統計学の素養に欠ける私が尺度構成などという大それた仕事を完遂できたのは，大学院生を中心とした多くの若き臨床家・研究者のおかげである。そもそもTSCCの標準化を考えるようになったのは，1997年，当時，昭和女子大学大学院の修士課程の学生であった三浦恭子さんが，その修士論文でTSCCを用いた研究を行ったためである。三浦さんの学部時代の指導教員であった私は，三浦さんの研究をサポートするなかで，TSCCの標準化を考えるようになった。三浦さんは，もっとも初期のTSCCのデータの統計分析を行い，その後数年にわたるTSCC研究の基礎を作ってくれた。また，本書の共著者である山本知加さんには，その後の標準化サンプルの統計分析全般を担当していただいた。山本さんは，現在，大阪大学大学院医学系研究科の特任研究員をされているが，私がTSCCの標準化に向けた分析に本格的に取り組み始めた当時は，大阪大学大学院人間科学研究科の博士課程の学生であった。また，当時，同じ講座の大学院生であった藤澤陽子さん，松原秀子さん，沼谷直子さんと，京都ノートルダム女子大学の尾崎仁美先生にも，統計分析の面で多大なる協力をいただいた。特に大阪大学大学院の学生諸氏には，私の仕事に巻き込まれるという災厄にもめげずに寸暇を惜しんでデータ分析に取り組んでいただけたことに心から感謝したい。そして何より感謝しなければならないのは，標準化のためのデータを提供してくれた多くの小中学生と，臨床的研究のために不愉快な思いをする可能性のあるTSCCの項目に答えてくれた児童養護施設等で生活している子どもたちである。こうした子どもたちの協力を意味あるものにするためには，今後もTSCCの基礎的，臨床的研究を継

続する必要がある。
　その他，日本版TSCCの作成には，児童相談所や児童養護施設など，子ども家庭福祉にかかわる多くの関係者の助力をいただいた。ここに，心よりの感謝の意を表したい。

日本版TSCC（子ども用トラウマ症状チェックリスト）の手引き●目次

はじめに ………………………………………………………………… 3

第1章 虐待の影響の評価とTSCCの概要 ………………………… 11

- I 心理アセスメントの全体像 ………………………………… 11
  1. 面接法 12／2. 自記式質問紙 13／3. 他者評定法 14
- II TSCCの概要 ………………………………………………… 15
  1. TSCCの目的と臨床尺度 15／2. TSCCの開発経過と統計学的特徴 16

第2章 TSCCの実施について ………………………………………… 18

- I TSCCの適用年齢について ………………………………… 19
- II 性的関心尺度について ……………………………………… 20

第3章 解　　釈 ……………………………………………………… 23

- I 標準化データとの比較 ……………………………………… 23
- II TSCC得点の解釈 …………………………………………… 23
  1. 妥当性尺度について 24／2. 臨床尺度について 28／3. 危険項目（critical items）について 38
- III 事例のTSCCのプロフィールとその解釈 ………………… 41
  《事例A》身体的虐待と心理的虐待の影響の評価 41／《事例B》ネグレクトとDVの影響の評価 43／《事例C》父親による性虐待と母親によるネグレクトの影響の評価 45／《事例D》乳児期の置き去り体験の影響の評価 47／《事例E》限局性のトラウマ体験の影響の評価 50／《事例F》トラウマ体験の否認 50

第4章 記述的情報と標準化に関する情報 ………………………… 54

- I 標準化のためのサンプルの概要 …………………………… 54
- II 標準得点の算出 ……………………………………………… 54

第5章 信頼性と妥当性の検討 …………………………… 57
　Ⅰ　信頼性（内的整合性）の検討………………………… 57
　Ⅱ　妥当性の検討………………………………………… 59
　　　1．尺度間相関について　59／2．妥当性について　60

第6章 虐待を受け児童養護施設で生活している子どものトラウマ性の反応に関する研究
　　　——TSCCを用いた評価の試み—— ………………… 65
　Ⅰ　はじめに……………………………………………… 65
　Ⅱ　対象と方法…………………………………………… 66
　　　1．調査対象　66／2．調査票　66
　Ⅲ　結　　果……………………………………………… 67
　　　1．調査対象となった子どもの属性　67／2．AEIによる子どもの虐待体験の評価　68／3．AEIの得点に基づいた子どもの虐待体験の評価：クラスタ分析による分類　69／4．TSCCの結果　71
　Ⅳ　考　　察……………………………………………… 79
　　　1．AEIによる虐待体験の評価について　79／2．子どもの虐待体験について：AEI得点のクラスタ分析の結果から　80／3．虐待を受け施設で生活している子どもの心理的特徴について：TSCCの結果を中心に　81
　Ⅴ　おわりに……………………………………………… 83

資料1　TSCC-Aの各尺度と下位尺度の標準化データ（日本版）
　　　……………………………………………………… 85

資料2　日本版TSCC質問票およびプロフィール用紙…… 89

　あとがき………………………………………………… 103

　参考文献………………………………………………… 105

日本版TSCC（子ども用トラウマ症状チェックリスト）の手引き
その基礎と臨床

第1章
虐待の影響の評価とTSCCの概要

　親からの虐待という幼少期のトラウマ性の体験が子どもの心理や行動に深刻な否定的影響をもたらし，外傷後ストレス障害（PTSD），反応性愛着障害，注意欠陥多動性障害（ADHD），行為障害，気分障害，解離性障害，自傷行為，境界性人格障害，反社会的人格障害など，人格障害を含むさまざまな精神障害の原因もしくは誘因となることは，症例研究を中心としたこれまでの知見より明らかである。

　こうした子どもに治療やケアを提供しようとする場合，単に「被虐待児」という把握だけでは不十分であり，虐待体験がその子どもの心理にどのような影響をもたらしているのかを的確に把握することが必要となる。

　本章では，虐待やトラウマ体験が子どもに与える影響の心理アセスメントのいくつかの技法や評定尺度を概観した上で，TSCC（子ども用トラウマ症状チェックリスト Trauma Symptom Checklist for Children : Briere, 1996a）の開発経過および統計学的特徴について概説する。

I　心理アセスメントの全体像

　子どもの心理アセスメントは，子どもの抱えている心理的な問題を精神力動的な観点や社会心理学的な観点から理解するための方法であり，診断・評価面接，評価尺度などの自記式質問紙や投影法などの心理検査，および他者評定法を含めた行動観察からなる。通常は，評価対象となる症状や問題のタイプに応じたテスト・バッテリーを組み，それに診断・評価面接や行動観察を組み合わせて総合的なアセスメントを行う。ここでは，家庭内における保

護者からの慢性的な虐待を経験した子どものアセスメントのツールを，面接法，自記式質問紙，行動観察等による他者評定法に分けて概観する。

1．面接法

1）CAPS-C（Clinician Administered PTSD Scale, Children and Adolescent Version : Nader et al., 1994）

CAPS-Cは，DSM-ⅣのPTSDの診断基準や，複雑で長期にわたるトラウマ性の体験に由来する子どもの症状に関する研究結果に基づいた，小児期および思春期の子どもを対象としたPTSDの症状のアセスメントのための構造化面接法である。CAPS-Cは，DSMの診断基準B～D（侵入性症状，回避・麻痺症状，過覚醒症状）に関する項目，退行に関する項目，社会的学業的機能に関する項目，症状や状態の全般的な重度性に関する項目，子どもの報告の妥当性に関する項目からなっており，基本的にはPTSDの診断基準を満たすかどうかの検討が中心となっている。

2）DICA（Diagnostic Interview for Children and Adolescents : Reich et al., 1991）のPTSDスケール

DICAはDSM-Ⅳの診断基準にしたがって全般的な精神科診断を行うための半構造化面接法であり，PTSDの診断のためのスケールが含まれている。このスケールには，6～12歳の子どものためのものと，13～17歳の子どものためのものがある。

PTSDスケールには，DSM-Ⅳの診断基準B～Dの3症状群に関する項目と，症状の持続性および重度性に関する項目，子どもに対する親の関心，対人関係の変化，および学校での変化を評価するための項目が含まれている。本面接法も，CAPS-Cと同様，基本的にPTSDの診断基準を満たすかどうかを判定するためのものとなっている。なお，同様の構造化面接法に，DISC（Diagnostic Interview Schedule for Children : Shaffer et al., 1992）のPTSDスケジュールがある。

2．自記式質問紙

1）CRTES（Child's Reaction to Traumatic Events Scale : Jones, 1994）

CRTESは，IES-C（Impact of Event Scale for Children）の改訂版であり，ストレスとなる出来事に対する子どもの心理的反応の評価を目的とした15項目からなる自記式質問紙である。CRTESは，DSM-Ⅲ-RのPTSDの症状の中で侵入性症状と回避・麻痺性症状に焦点をあてたものとなっており，過覚醒症状を評価するための項目は含まれていない。そのため，本尺度の結果からPTSDの診断を確定することはできない。

CRTESは，これまでに，火災被害に遭遇した子ども（Jones & Ribbe, 1991）や，ハリケーンの被害にあった子どもたち（Jones et al., 1993）の心理的評価に用いられてきている。

2）CITES-R（Children's Impact of Traumatic Events Scale-Revised : Wolfe & Gentile, 1991）

CITES-Rは，性的虐待が子どもに与える影響を評価するために作成された自記式質問紙である。8歳〜16歳の子どもを対象としており，78項目，11の下位尺度から構成されている。11の下位尺度は，「PTSD」，「社会的反応」，「虐待の原因の帰属」，「性的感覚」という四つのディメンジョンに分類される。「PTSD」ディメンジョンには，侵入性思考，回避，過覚醒，および性的不安の下位尺度が含まれている。これらの下位尺度は，IES（Impact of Event Scale）とDSM-Ⅲ-Rに基づいて作成されている。また，性的不安の下位尺度は，性的虐待がトラウマとなる要因に関する理論（Finkelhor & Browne, 1985）に基づき，無力感，裏切り，烙印付け，トラウマ性の性化という要素からなっている。「社会的反応」のディメンジョンには他者からの拒否的反応と社会的サポートに関する下位尺度が，「虐待の原因の帰属」のディメンジョンには自己非難／罪悪感，エンパワーメント，脆弱性，および危険な世界の下位尺度が含まれている。

CITES-Rは，さまざまな種別のトラウマを体験した子どものアセスメントに適用可能であるが，主たる対象は前述のように性的虐待を受けた子どもで

ある。そのため，DSMのPTSDの症状を網羅しているわけではない。一方で，大人への信頼の喪失や不信感に関する項目など，PTSDには含まれていない特徴が含まれている。こうした特徴はトラウマ性の体験をした子どもの中でも，特に複雑性PTSDの状態を呈するものによくみられるものである。つまり，CITES-Rは，性的虐待を中心とした長期にわたる慢性的なトラウマを経験した子どもの特徴を捉えることを目的としたものであるといえよう。

TSCCも虐待が子どもに及ぼす心理的影響をとらえるための自記式質問紙の一つである。

3．他者評定法

1）CDC（Child Dissociative Checklist : Putnam, 1988）

CDCは，多重人格性障害（現在の解離性同一性障害）の子どもの頃の予見因子に関するPutnamによる研究をベースに作成されたもので，質問項目は解離性障害と診断された子どもの臨床的観察に基づいて考案されている。

CDCは観察者による他者評定法という形式をとっており，対象となる子どもを過去12カ月にわたって見てきた大人（保護者，学校の教師，施設のケアワーカーなど）が記入するようになっている。

CDCは20の質問項目からなっており，「解離性健忘」，「態度，情報，知識，能力，および行動の年齢相応性の急激な変化」，「幻覚」，「アイデンティティの変容」，「攻撃的行動および性的行動」という六つのタイプの解離性行動を評価できるようになっている。

このように，CDCは，虐待の心理的影響の全般的な評価を目的としたものではなく，解離現象や解離性障害に焦点を当てた評価尺度となっている。これまでの研究では，性的虐待を受けた女の子のCDCの得点は，コントロール群の子どもの得点に比べて有意に高いことが示されている（Putnam & Peterson, 1994）。

2）CBCL（Child Behavior Checklist : Achenbach & Edelbrock, 1983）

CBCLは，これまでに紹介してきた評価法とは違って虐待やトラウマ性の

体験に特化したものではなく，子どもの問題行動の全般的な行動評価を目的としたものである。

CBCLを用いて虐待やトラウマ性の体験の心理的影響の評価を行った研究がこれまでにいくつか実施されている（Wolfe et al., 1989；坪井，2005）。

II　TSCCの概要

1．TSCCの目的と臨床尺度

TSCCは，Briere（1996a）によって作成された，8歳から16歳の子どもを対象とした自記式質問紙であり，トラウマ性の体験の後に生じる精神的反応や心理的症状の評価を目的としている。TSCCが想定している子どものトラウマ性体験とは，身体的虐待や性的虐待，子ども間の身体的もしくは性的暴力の被害，深刻な喪失体験，他者の暴力被害の目撃，あるいは自然災害など広範囲に及んでいるが，これまでの臨床研究では，後述するように，主として身体的虐待および性的虐待の被害を受けた子どものアセスメントのために用いられている。

TSCCは54の質問項目からなり，二つの妥当性尺度（過剰反応尺度と過少反応尺度）と，トラウマ体験に起因すると考えられる六つの臨床尺度が設定されている。妥当性尺度とは，そのTSCCの結果が子どもの精神的な状態を適切に反映しているかどうかを判断するためのものである。過少反応尺度の得点が高い場合には子どもに否認傾向や全般的な過少反応傾向が見られるため，また過剰反応尺度の得点が高い場合には症状をアピールしたいという欲求や全般的な過剰反応傾向が見られるため，そのTSCCの結果に妥当性が認められないことを示唆する。

臨床尺度には，不安（ANX）尺度，抑うつ（DEP）尺度，怒り（ANG）尺度，外傷後ストレス（PTS）尺度，解離（DIS）尺度，性的関心（SC）尺度がある。不安尺度は，全般的不安や過覚醒，特定的な恐怖（男性への恐怖，女性への恐怖，暗闇への恐怖，殺されることへの恐れ），漠然とした不安，および危険の切迫感を評価する。抑うつ尺度は悲しみ，不幸感，孤独感，罪悪感

や自己卑下などの抑うつ的認知，および自己毀損や自殺傾向の程度を評価する。怒り尺度は，怒りの思考，感情および行動や，怒りのコントロールの困難さ，他者を傷つけたいという欲求などを評価する。外傷後ストレス尺度は，過去の苦痛な出来事にまつわる思考，感覚，および記憶の侵入などの外傷後の侵入性症状や，恐怖，苦痛となる感情の認知的回避などを評価する。解離尺度は，現実感喪失などの解離性症状群，感情麻痺，記憶の問題，および解離性回避を評価する。そして性的関心尺度は，性的な思考や感情で通常期待されるよりも早期に，もしくは通常よりも頻繁に起こるもの，性的葛藤，性的刺激に対する否定的反応，および性的搾取への恐れを評価する。

　なお，子どもに対して性的な内容を質問することに抵抗がある場合に備えて，TSCCには，性的関心尺度を含まない44項目のバージョン（TSCC-A）が用意されている。日本版TSCCの作成にあたっては，性的関心尺度を含まないTSCC-Aを翻訳し，標準化のためのデータの収集および分析を行った。ただし，後述するように，性的関心尺度項目の試訳を含むTSCC全項目版の日本語版も作成した。

2．TSCCの開発経過と統計学的特徴

　TSCCは，イリノイ，コロラド，およびミネソタ州で実施された三つの研究（Singer et al., 1995；Evans et al., 1994；Friedrich, 1995）のコントロール群となった8歳から16歳の3,008人の子どものデータによって標準化され，T得点が算出されている。T得点が65以上（臨床域）であれば何らかの臨床的な介入を必要とする程度の症状が，また，60〜64（準臨床域）であれば臨床的な介入を必要とする程度ではないものの子ども自身が強い苦しみを感じている程度の症状が存在する可能性を示唆するとされている。

　五つの臨床尺度のα係数は0.82から0.89と高く，また，性的関心尺度のα係数は0.77と中程度であることから，TSCCは十分な信頼性を備えているとされている。また，いくつかの研究によってTSCCの妥当性が確認されている。BriereとLanktree（1995）は，約60人の子どもを対象に，TSCCと，CBCL（子どもの行動チェックリスト）およびCDI（子ども用抑うつ尺度）との

相関を見ている。その結果，これら尺度間には有意な相関があることが示された。Nelson-Gardell（1995）は，性的虐待を受けた女の子103人を対象に，TSCC，CBCL，CSDQ（子ども用向社会性質問紙）の関係を調べており，これらの尺度間に有意な相関を見出している。また，Smithら（1995）は，性的虐待の被害が確認されている35人の女の子と4人の男の子を対象に，性的虐待の精神的影響を評価するためのCITES-R（改訂版子ども用トラウマ性体験インパクト尺度）との関係を見ている。その結果，TSCCの外傷後ストレス尺度とCITES-Rの侵入性思考尺度，TSCCの抑うつ尺度とCITES-Rの自責感尺度およびエンパワーメント尺度，そしてTSCCの性的関心尺度とCITES-Rの性的不安尺度およびエロティシズム尺度の間に高い有意相関が認められている。こうした結果から，TSCCの基準関連妥当性が確認されているといえよう。さらに，TSCCの構成概念妥当性の検討を目的とした研究もいくつか行われている。Singerら（1995）は，一般人口の子ども3,735人を対象に暴力への曝露体験（家庭，学校，居住地域での性的もしくは身体的暴力の目撃）とTSCCの各尺度の関連を見ている。その結果，暴力への曝露体験は，TSCC-Aの全臨床尺度の得点の分散量を有意に説明することが示された。Elliottら（1995）は，302人の女の子を対象に，子どもが経験した虐待の種別とTSCC尺度の得点の関連を見た。その結果，性的虐待は怒り尺度を除くTSCCの五つの臨床尺度と，身体的虐待は性的関心尺度以外の五つの尺度と，そしてネグレクトは抑うつ尺度および解離尺度と関連していることが示された。また，Lanktree（1994）やCohenとMannarino（1992）は，性的虐待を受けた子どもを対象に，虐待の影響の軽減を目的とした個人心理療法やグループ療法の提供が，子どものTSCCの臨床尺度得点の低下をもたらすことを見出している。

　TSCCは，外傷体験がもたらす心理的影響を把握することを目的とした心理検査である。したがって，上述のように，トラウマ性の体験の程度とTSCCの得点に関連があること，子どもが経験した虐待の種別によってTSCCのパターンに違いが認められること，および，虐待の影響の軽減を目指した心理療法の提供がTSCCの得点を低下させることは，TSCCの構成概念妥当性を支持するエビデンスだといえよう。

第2章
TSCCの実施について

　TSCCの翻訳である日本版TSCCの検査用具，施行法およびスコアリングの方法は，基本的に原版TSCCと同様である。したがって，これらの項目については『子ども用トラウマ症状チェックリスト（TSCC）専門家のためのマニュアル』（西澤訳，2009b：以下『TSCCマニュアル』とする）を参照いただきたい。

　ここでは，日本版TSCCの適用年齢について述べる。というのは，原版TSCCと日本版TSCCとでは，標準化データの対象となった子どもの年齢に若干の違いがあったためである。

　また，日本版TSCCの標準化にあたっては，データの収集のプロセスでTSCC全項目版を使用することが不可能であったため，前述したように，性的関心（SC）尺度項目を含まないTSCC-Aを使用した。そのため，性的関心に関しては日本の子どものデータが得られておらず，日本版TSCCによって子どもの性的関心を評価することはできない現状となっている。しかし，児童相談所が対応した性的虐待の事例は，1997年で311件であったのに対して2006年には1,180件と4倍近くになっており，また，児童養護施設における子ども間の性加害・被害事件が極めて深刻な状況を呈していることを考えると（海野・杉山，2007），わが国においてTSCCの全項目版が使用できないことは，今後，重大な欠点になりうると考えられる。そこで，本書の刊行に合わせて全項目版も出版することとしたので，本章では，性的関心尺度に関しても触れることにする。

Ⅰ　TSCCの適用年齢について

　原版TSCCでは，適用年齢が8〜16歳とされている。一部の臨床的研究などで適用年齢の下限を1歳下回る7歳の子どもへの適用や，8〜16歳の子どもの標準化データに基づいた標準値による結果の解釈が行われていることに対して，Briere（1996b）は，7歳の子どもの標準化データが存在しない以上は，7歳の子どもへのTSCCの適用は避けるべきであろうとの見解を述べている。こうした指摘を受けて，日本版TSCCの作成に向けた予備調査では，7歳の子ども34人と12歳の子ども36人にTSCCを施行し，分散分析によって年齢による違いが認められるかを検討した。その結果，不安尺度について1％水準で有意差が認められたものの，他の臨床尺度については有意な差は認められなかった（三浦，1999）。この結果から，7歳の子どもへのTSCCの適用は可能であると判断し，標準化サンプルに7歳の子どもを加えることにした。したがって，日本版TSCCの適用年齢の下限は7歳となっている。ただし，この予備調査の結果に基づくなら，7歳の子どもの不安尺度への反応の解釈には慎重さが求められることになろう。

　一方で，適用年齢の上限を1歳上回る17歳の子どもへのTSCCの適用，ならびに上述の標準値の適用に関して，Briereは基本的に可能だと判断している。Briereは，17歳の子ども865人の原版TSCCの得点を13〜16歳の子どもの標準値と比較しており，怒り尺度においてのみ有意差が認められたが（17歳の女の子の怒り尺度の平均得点は，13〜16歳の女の子の基準値を0.9下回っていた），他の臨床尺度では有意差がないとの結果を得ている。この分析結果に基づいて，Briereは，怒り尺度の解釈に留意すれば，17歳の子どもにもTSCCが適用できると判断したわけである。日本版のTSCCでは，標準化サンプルの年齢範囲は7〜15歳となっている。これは，標準化のためのデータの収集に協力を得られたのが公立小中学校であり，高等学校の協力が得られなかったためである。したがって，厳密な意味では，日本版TSCCの適用年齢は7〜15歳だということになる。しかし，TSCC原版では，上述のように，怒り尺度以外の各臨床尺度において，17歳の子どもの得点と，8歳〜16歳

の子どものデータによって算出した基準値との間には有意差がなかったことから，統計学的には17歳の子どもにも適用可能だと考えられている。日本版TSCCでは，16〜17歳のデータ量が統計分析に耐えるほど十分ではないために統計的な検討はできないものの，結果の分析を慎重に行えば，16〜17歳の子どもにも適用可能であろうと思われる。

ただし，17歳の子どもへの適用について，Briereは，TSCCの質問項目の表現が幼いため，17歳の思春期の青年は検査を受けること自体馬鹿にされているような印象を受ける可能性があるので慎重にするべきだと述べているので，日本版でもこの点は留意すべきであろう。

II 性的関心尺度について

先に述べたように，日本版TSCCは性的関心尺度を含まないTSCC-Aの翻訳がまず出版された。TSCC全項目版を翻訳しなかったのは，『TSCCマニュアル』の「訳者あとがき」でも述べたように，性的関心尺度には，たとえば「セックスをすることを考える」などといった性的な事柄に関するかなり直接的な質問項目が含まれており，子どもに対してこうした項目を含む質問紙への回答を求める調査に，学校等の関係者の協力を得ることが不可能であったためである。日本版TSCCを使用可能なものとするには，日本人の子どもの標準化データが必要であり，標準化データを得ることができない性的関心尺度を除外せざるを得なかったわけである。したがって，原版マニュアルである『TSCCマニュアル』の翻訳出版時には，TSCC-Aの日本語版のみの刊行とした。しかし，その後，性的虐待を受けた子どもの増加や医療や福祉領域における性的な逸脱行為を呈する子どもの増加など，子どもの性被害や性的行為を適切に評価することへのニーズが急速に高まってきているという現状を受け，性的関心項目を含むTSCC全項目版の質問紙ならびにプロフィール用紙を出版することとした。

性的関心尺度の10項目の原文と試訳を表2-1に示す。筆者らは，必要に応じてこの10項目を含むTSCC全項目版の日本語訳版を子どもに対して施行してきているが，現在までのところ，Briereが原版TSCCの対象年齢の下限と

表2-1 性的関心尺度の項目の試訳

項目番号*	原文日本語訳（試訳）	下位尺度
4.	Wanting to say dirty words エッチで汚い言葉を言いたくなる	SC-P
8.	Touching my private parts too much 自分のおちんちんやおまたのところをさわり過ぎる	SC-P
17.	Thinking to have sex セックスをすることを考える	SC-P
22.	Thinking about touching other people's private parts ほかの人のおちんちんやおまたを触ることを考える	SC-P
23.	Thinking about sex when I don't want to 考えたくないのに，セックスのことを考えてしまう	SC-P SC-D
34.	Not trusting people because they might want sex 私とセックスをしたいと思っているかもしれないから，他の人は信用できない	SC-D
40.	Getting scared or upset when I think about sex セックスのことを考えると，怖くなったり動揺してしまう	SC-D
44.	Having sex feelings in my body 体にエッチな感じがある	SC-P
47.	Can't stop thinking about sex セックスのことを考えるのをやめられない	SC-P
54.	Getting upset when people talk about sex まわりの人がセックスの話をしていると動揺してしまう	SC-D

*本表の項目番号は，TSCC全項目版の項目番号である。
SC-P：性的とらわれ
SC-D：性的苦悩

した8歳の子どもでも質問内容の理解は可能であるとの感触を得ている。しかし，これはあくまでも試訳であり，今後，修正を加える必要が生じる可能性もあろう。

　先述のように，性的関心尺度の日本の子どもの標準化データはない。したがって，本尺度の得点の評価には，原版TSCCの標準化データのT値を使用するしかなく，解釈にあたって参考程度の有用性しか持たないことに留意すべきである（本書巻末資料およびTSCC全項目版のプロフィール用紙に記載

したT得点は，性的関心尺度のみ米国の標準化データによって算出された数値である）。今後，性的関心尺度の各項目のデータを蓄積し，わが国の子どもを対象とした標準化を行う必要がある[注1]。なお，第3章第3項に収録した事例には，性的関心項目を追加したTSCC全項目版を施行した事例がいくつか含まれている。それらの結果からは，原版の標準化データの適用が可能ではないかとの印象が得られている。

　日本語版のTSCC-AとTSCC全項目版との使い分けに関しては，子どもが性的被害を体験した可能性があるかどうか，また，子どもに性的逸脱行動が見られるかどうかを考える必要がある。性的関心尺度の項目には，かなり直接的な性的表現がなされているため，TSCCを施行される子どもがこうした項目に対して拒否感や抵抗感を持つ可能性があると考えられる。したがって，子どもに上述の体験の可能性が全くない場合，あるいは年齢に不相応な性的行為が観察されない場合には，TSCC-Aを選択すべきだといえよう。

　また，TSCC全項目版の適用年齢に関しては，暫定的に8～15歳とするのが適切だと考えられる。先述したように，わが国の標準化データの子どもの年齢の範囲は7～15歳であり，米国のそれは8～16歳となっている。日本語版のTSCC全項目版は二つの標準化データに基づいていることから，両データが重複する8～15歳が厳密な意味での適用年齢ということになろう。ただし，性的関心尺度を除く五つの臨床尺度に関しては，わが国の標準化データは7歳の子どものものを含んでいるため，性的関心尺度以外の尺度に関しては7歳の子どもにも適用可能となる。また，日本語版の16～17歳の子どもへの適用については，前述したように結果の解釈を慎重に行えば可能であると考えられる。

注1）ちなみに，原版においても，データの収集の問題から，SC尺度の標準化は十分なデータを備えているとは言い難い。他の尺度が3,008人の子どものデータによって標準化されているのに対して，SC尺度は222人の子どものデータに基づいている。今後，原版のデータも修正される可能性が高いと思われる。

第3章
解　　釈

I　標準化データとの比較

　日本版TSCCは，原版と同様，各トラウマ関連症状の程度をT値によって評価するようになっている。T値は，標準化サンプルの子どもたちの得点と比較して，その得点がどのあたりに位置するかを示してくれるものである。標準化サンプルの特性等に関しては第4章で述べる。

　また，臨床域および準臨床域の設定に関しても，原版と同様の手順で行った。つまり，T値が65以上である場合には，その子どもの症状得点が「臨床域」であって，精神科医や心理士などによる何らかの専門的な臨床的支援の必要性を示唆するものとした。また，T値が60から65の範囲を「準臨床域」とし，その尺度に関連した症状が子どもに何らかの困難性を与えている可能性があり，経過観察等の注意が必要であることを示すものとした。

II　TSCC得点の解釈

　TSCCでは，各臨床尺度の得点によって，その子どもがどのような症状を抱えている可能性があるかを評価する。ここでは，日本版作成のための標準化サンプルの統計学的な検討を中心に，各臨床尺度の解釈に関する留意点等を述べる。また，実際の解釈にあたっては，『TSCCマニュアル』も参照していただきたい。

1．妥当性尺度について

TSCCには，被検査者の反応が妥当なものであるかどうかを判断するための，過少反応（UND）尺度と過剰反応（HYP）尺度という二つの妥当性尺度が設定されている。

UND尺度は，TSCC全項目版の54項目のなかから，アメリカの標準化サンプルのデータで"0"が付けられることがもっとも少なかった10項目を選んで構成されている。つまり，UND尺度の得点は，被検査者が，多くの子どもが程度の差こそあれ「ある」と反応する質問項目に「ない」と答える傾向があることを示唆するわけである。したがって，この尺度に高得点を与える子どもは，症状の存在を否認している可能性があることになる。また，いまひとつの妥当性尺度であるHYP尺度は，TSCC全項目版とTSCC-Aに共通した44項目のなかから，アメリカの標準化サンプルのデータで"3"が付けられることのもっとも少なかったもので，かつ，同一の臨床尺度から三つ以上を選択しないという条件で選ばれた8項目からなっている。つまり，HYP尺度の得点は，多くの子どもが「いつもある」と答えることが少ない質問項目に対して「いつもある」と答える傾向があることを示しており，この尺度が高得点である場合には，その被検査者は症状に過剰に反応している可能性があることになる。

日本版TSCCの作成にあたっては，わが国の子どもを対象とした場合に，この二つの妥当性尺度が適用可能であるかを検討する必要があった。まず，日本版の標準化サンプルのデータについて，UND尺度10項目への"0"反応の出現頻度を見た（表3-1参照）。アメリカのサンプルでは，本尺度10項目に対する"0"の出現率は15％（項目44．昼間ボーっと他のことを考えてしまって，まわりのことに気づかないことがある）から29％（項目23．何か悪いことをしてしまったような気になる）となっていた（項目番号はTSCC-A版のもの。以下同じ）。それに対してわが国の標準化サンプルにこの10項目を適用した場合には，出現率は21％（項目5：口げんかをいっぱいする）から61％（項目16：人に向かって大声でひどいことを言いたくなる）であり，4項目が50％を超えるなど全般的に高くなっていた。したがって，この10

表3-1　日本の標準化サンプルにおける原版UND尺度項目への"0"反応の出現頻度（率）

項目	"0"と答えた被検査者の数	"0"と答えた被検査者の割合（%）
1. 悪い夢やとても怖い夢を見る	598	35.2
2. 悪いことが起こるのではないかと思って，怖くなる	857	50.5
5. 口げんかをいっぱいする	358	21.1
7. とても悲しくなったり，不幸せだと感じる	984	58.0
8. 前にあった嫌なことを思い出してしまう	459	27.0
16. 人に向かって大声でひどいことを言いたくなる	1,041	61.3
23. 何か悪いことをしてしまったような気になる	774	45.6
34. いろいろ心配する	609	35.9
40. すごく腹が立つ	890	52.4
44. 昼間ボーっと他のことを考えてしまって，まわりのことに気づかないことがある	757	44.6

表3-2　日本の標準化サンプルにおける日本版UND尺度項目への"0"反応の出現頻度（率）

項目	"0"と答えた被検査者の数	"0"と答えた被検査者の割合（%）
1. 悪い夢やとても怖い夢を見る	598	35.2
5. 口げんかをいっぱいする	358	21.1
8. 前にあった嫌なことを思い出してしまう	459	27.0
10. 怖いことを思い出してしまう	719	42.3
12. 泣く	599	35.3
22. 自分はバカだとか，悪い子だとか感じてしまう	753	44.3
25. 何かを忘れてしまったり，思い出せない	542	31.9
30. ケンカをしてしまう	507	29.9
34. いろいろ心配する	609	35.9
36. 思い出したくないことを思い出してしまう	572	33.7

項目をUND尺度とすることは適切ではないと判断された。

　そこで，日本の標準化サンプルのデータをもとに，原版TSCCと同じ手順で出現頻度がもっとも少ない10項目を選択し，これを日本版UND尺度とした（表3-2参照）。日本版UND尺度項目への"0"反応の出現率は，21％（項目5．口げんかをいっぱいする）から44％（項目22．自分はバカだとか，悪い子だとか感じてしまう）であり，わが国の子どもに原版の尺度を適用し

た場合に比べて全般的に少なくなっていた。しかし，10項目中7項目が30％以上の出現率を示しており，全般的に原版のそれよりも高率であるとの結果となった。したがって，これら10項目を日本版のUND尺度とするが，その結果の解釈は，参考資料としての意味にとどめるなど，慎重に行うべきである。

　こうした結果になったのは，日本人の子どもはアメリカ人の子どもに比べてTSCCが評価しようとする精神的症状や心理的反応を否認する傾向が高いためであると考えられる。こうした日米の差は，社会文化的な差異に起因すると考えられるが，現時点では詳細は不明であり，その究明は今後の課題であるといえる。

　次に，もう一つの妥当性尺度であるHYP尺度8項目の日本の標準化サンプルにおける"3"反応の出現頻度を見た（表3‐3参照）。各項目の出現率は1.5％（項目1．悪い夢やとても怖い夢を見る）から9.9％（項目33．暗いところが怖い）であった。アメリカの標準化サンプルで見た場合，HYP尺度の出現率は1％（項目20．女の人を怖いと感じる）から5％（項目1．悪い夢やとても怖い夢を見る）であり，これに比べて日本の標準化サンプルではHYP尺度項目への"3"反応の出現率は全般的に高いとの結果となった。

　そこで，UND尺度と同様，原版での手続き（TSCC全項目版とTSCC-Aに共通した項目であり，標準化サンプルにおいて"3"反応の出現頻度が低い順に，かつ同一の臨床尺度から三つ以上は選択しない）に倣って8項目を選択した（表3‐4参照）。選択された8項目の出現率は0.9％（項目4．誰か別の人になったふりをする）から2.2％（項目24．まわりのものや出来事が，にせ物のような気がする）の範囲であった。これは，アメリカの標準化サンプルにおける1～5％という出現率を全般的に下回っており，日本版のHYP尺度として適切であると判断される。

　Briereは，臨床尺度のカットオフ値が65Tであるのに対して，HYP尺度のカットオフ値を90Tに設定している。臨床尺度のカットオフ値を比較的高い値に設定した理由について，精神保健のサービスを提供されている子どもには，一般人口の子どもに比べてTSCCの各項目に「いつもある」とする正当な理由があることと，トラウマ性の体験に圧倒されながらもTSCCの質問項目

表3-3　日本の標準化サンプルにおける原版HYP尺度項目への"3"反応の出現頻度（率）

項目	"3"と答えた被検査者の数	"3"と答えた被検査者の割合（%）
1. 悪い夢やとても怖い夢を見る	26	1.5
15. めまいがする	49	2.9
19. 男の人を怖いと感じる	52	3.1
20. 女の人を怖いと感じる	70	4.1
21. 自分の身体の中が汚れていると感じて，身体を洗う	67	3.9
22. 自分はバカだとか，悪い子だとか感じてしまう	97	5.7
33. 暗いところが怖い	168	9.9
37. 頭が空っぽになったり，真っ白になったりする	56	3.3

表3-4　日本の標準化サンプルにおける日本版HYP尺度項目への"3"反応の出現頻度（率）

項目	"3"と答えた被検査者の数	"3"と答えた被検査者の割合（%）
1. 悪い夢やとても怖い夢を見る	26	1.5
4. 誰か別の人になったふりをする	15	0.9
13. 急にすべてが怖くなって，なぜそうなるのかわからない	35	2.1
17. 自分自身をひどい目にあわせたくなる	25	1.5
18. ほかの人をひどい目にあわせたくなる	32	1.9
24. まわりのものや出来事が，にせ物のような気がする	37	2.2
26. 自分が自分自身の身体の中にいないような感じがする	33	1.9
32. 自分がどこか別のところにいるふりをする	22	1.3

に真剣に答えようとする子どもの反応を，妥当性がないとして一蹴してしまうという過ちを回避するためであるとしている。そして，原版の標準化サンプルでは，90以上のT得点を示した子どもは，過剰反応尺度得点が全体の上位1％以内に位置していたと述べている。そこで，日本版HYP尺度についてカットオフ値を90Tとした場合に，カットオフ値を超えるT得点を示した子どもの割合が日本版の標準化サンプルではどの程度になるかを見た。その結果，7～12歳の男の子では0.9％，13～15歳の男の子では2.1％，7～12歳の女の子では1.0％，13～15歳の女の子では1.2％となっていた。日本版のHYP尺度の得点が90Tを超えるのは，13～15歳の男の子でやや高くなっている以外は原版と同様に1％程度となっており，この結果から，今回作成し

た日本版のHYP尺度は，原版と同程度の信頼性を備えていると判断された。

これまでの検討から，日本版TSCCにおいては，妥当性尺度として，日本版のUND尺度とHYP尺度が設定された[注2]。HYP尺度に関しては原版とほぼ同様の信頼性を備えているが，先述のように，UND尺度に関しては，これらの項目に日本の子どもが"0"と反応する可能性は米国の子どもよりもやや高く，解釈にあたっては，この点に十分注意する必要がある。

原版では，妥当性尺度の信頼性を検討するためにクロンバックのα係数を見ている。原版のUND尺度のα係数は0.85，HYP尺度のα係数は0.66となっていた。一方，日本版UND尺度のα係数は0.84であり原版とほぼ同様の値を示していた。また，日本版HYP尺度のα係数は0.78と，原版の値をやや上回る中程度の内的整合性があることが確認された。

2．臨床尺度について

TSCCには，トラウマ性の体験に起因すると考えられる精神的症状や心理的問題の総合的な把握を目的として，六つの臨床尺度（TSCC-Aでは五つ）が設定されている。六つとは，不安（ANX）尺度，抑うつ（DEP）尺度，外傷後ストレス（PTS）尺度，怒り（ANG）尺度，解離（DIS）尺度，性的関心（SC）尺度である。以下に，これらの臨床尺度について，日本版の作成のための標準化サンプルのデータの主成分分析の結果を示し，解釈上のポイントについて概観する。

1）不安（ANX）尺度

不安（ANX）尺度は全般的な不安や過覚醒に加えて，男性への恐れ，女性への恐れ，殺されることへの恐れという特定的な恐怖（特定的な対象への恐怖と特定的な恐怖の内容）を測定する項目からなっている。

注2）先に出版されたTSCC-Aは原版との整合性を考慮してUND尺度およびHYP尺度に含まれる項目は原版のままにしてあるが，この点を留意すれば実際の使用に当たって，大きな問題は生じないと思われる。一方全項目版は，より詳細な点を査定する目的と，今後，わが国におけるTSCC研究の蓄積の基礎作りという観点から，わが国のデータによって，新たにUND尺度およびHYP尺度を構成した。

第3章 解　釈　29

　原版TSCCでは，各臨床尺度について，下位尺度の設定を行うかどうかを判断するために主成分分析を行っている。原版では，ANX尺度の主成分分析（バリマックス回転後）の結果，固有値が1.0以上の二つの成分があることが示された。一つは三つの特定的な恐怖（男性および女性への恐怖，暗闇への恐怖）に関する項目からなる成分で，今ひとつはこれら三つの項目以外の項目からなる成分である。しかし，この分析結果からはトラウマ性の不安の内容について臨床的に有用な分類を行うことはできないとの判断から下位因子の設定はなされていない。

　日本版でも同様に主成分分析（バリマックス回転後）を行った。その結果，日本版TSCCのANX尺度には，固有地が1.0以上の二つの成分があることが示されたが，その内容は原版とは異なったものになっていた（表3-5参照）。一つは，「女の人を怖いと感じる」，「男の人を怖いと感じる」など人への特定的な恐怖に関する項目と全般的な不安に関する項目などから構成されていた。今ひとつは，全般的な不安（「いろいろ心配する」），特定的な恐怖（「暗いところが怖い」），危険が切迫しているとの恐れ（「悪いことが起こるのではないかと思って，怖くなる」）に関する3項目からなる成分であった。この二つの成分は，原版と同様，有用な下位尺度を構成しないと判断し，日本版においてもANX尺度に下位尺度を設定していない。

　原版と同様，日本版TSCCにおいても，この尺度の得点が臨床域である場合には，不安障害や外傷後ストレス障害に由来する不安に関連した過覚醒状態，あるいは「トラウマ後恐怖」（posttraumatic fear：Briereは暴力被害の体験や他者への暴力の目撃体験に由来する恐怖を意味するものとしてこの言葉を用いている）が存在する可能性があることになる。ただ，その際に問題になるのは，全般性不安障害であるのかトラウマ性の不安であるのかの鑑別が困難であるという点であろう。先述のように，日本版のANX尺度の主成分分析の結果で得られた第2成分は，「女の人を怖いと感じる」と「男の人を怖いと感じる」という，対象を特定した恐怖に関する項目の寄与率が高くなっている。また，この2項目に次いで本成分への寄与率が高かったのは「誰かが私を殺そうとしているように感じて，怖くなる」となっている。女性や男性への恐怖は，たとえば母親や父親から虐待を受けた子どもに観察される臨床

表3-5　日本版不安（ANX）尺度の主成分分析（バリマックス回転）の結果

	第1成分	第2成分
いろいろ心配する	0.72	0.16
暗いところが怖い	0.71	0.11
悪いことが起こるのではないかと思って，怖くなる	0.70	0.19
女の人を怖いと感じる	-0.12	0.82
男の人を怖いと感じる	0.24	0.65
誰かがわたしを殺そうとしているように感じて，怖くなる	0.36	0.60
急にすべてが怖くなって，なぜそうなるのかわからない	0.42	0.58
怖い	0.54	0.57
いらいらしたり，気持ちが落ちつかない	0.41	0.43

像と一致する。また，殺されることへの恐怖というのも，やはり何らかの被暴力体験や激しい暴力への曝露体験と関連している可能性がある。さらに，原版の分析でも，女性および男性に対する恐怖と，暗闇に対する恐怖が一つの成分を構成している。今回の日本版TSCCの標準化サンプルの分析では，不安に基づく過覚醒に関する項目などが第2成分として一つにまとめられてしまったが，今後，これら3項目の特徴をさらに分析，検討することで，全般的な不安とトラウマ性の体験に由来する不安・恐怖を区別できる可能性があるかもしれない。

2）抑うつ（DEP）尺度

抑うつ（DEP）尺度は悲観，不幸感，孤独感などの感情に関する項目，罪悪感や自己卑下などの抑うつ的な認知に関する項目，自殺や自傷性，および落涙傾向に関する項目からなっている。原版では，主成分分析の結果，自殺念慮に関するものと自傷性に関するものとの2項目からなる成分と，それ以外の項目で構成された今ひとつの成分という，二つの成分が得られている。しかし，内容の分析の結果，有用な下位尺度を構成することはできないと判断されている。

日本版DEP尺度の主成分分析の結果を表3-6に示す。原版では自殺と自

表3-6 日本版抑うつ（DEP）尺度の主成分分析（バリマックス回転）の結果

項目	第1成分
自分はバカだとか，悪い子だとか感じてしまう	0.69
とても悲しくなったり，不幸せだと感じる	0.69
何か悪いことをしてしまったような気になる	0.68
ひとりぼっちだと感じる	0.68
自殺したい	0.63
自分自身をひどい目にあわせたくなる	0.60
わたしのことを好いてくれる人なんて，誰もいない	0.55
泣く	0.48
自分の身体の中が汚れていると感じて，身体を洗う	0.46

傷に関する項目で一つの成分を構成していたのに対して，日本版の標準化サンプルではDEP尺度の全項目が1成分であるとの結果となっている。この違いの背景には，特に自殺に対する意識の文化差が関与しているのかもしれない。米国などのキリスト教文化圏では，自殺は神の意思に背く罪だと考えられることが多い。そのために，自殺に関係する項目は，抑うつと関連した他の項目とは別の質を備えている可能性がある。それに対してわが国の精神文化においては，自殺は重大な悲劇ではあっても，それ自体が罪であるとみなされることはほとんどないといえよう。そのため，自殺に関する項目と他の抑うつに関する項目との関連が米国に比べて強かったのではないかと推測される。

いずれにせよ，この結果からは，日本版抑うつ尺度においても，原版と同様，下位尺度の設定は行わないことが適当だと判断される。

DEP尺度の得点が臨床域に達している場合には，原版マニュアルに示されたように抑うつエピソード，悲嘆反応もしくは抑うつ反応，長期にわたる気分変調性障害である可能性が示唆される。また，抑うつ状態にある子どもは対人関係を回避したり社会的なひきこもり状態となったりすることもあるので，そういった点への留意も必要となろう。

また，自殺に関する項目（項目43．自殺したい）と自傷に関する項目（項

目17．自分自身をひどい目にあわせたくなる）には特に注意を払う必要があろう。この二つの項目はともに，後述する危険項目に含まれており，また，先述のように日本のデータでは違った結果となったものの，原版では他の抑うつの項目とは異なる成分を構成していたことに留意する必要があるといえる。DEP尺度の得点が臨床域となっていた子どもについては，この2項目への得点を個別に評価する必要があるだろう。また，自傷行為に関しては，特に思春期および前思春期の子どもには，自殺行為とは異なる文脈で生じる場合もあると思われる。たとえば，感情調整障害に関連して生じる場合がそれにあたり，イライラ感などの不快な感情を払拭する目的で自傷行為に及ぶことが少なくない。したがって，本項目で"1"～"3"をチェックした子どもについては，怒り尺度の得点等も合わせて検討する必要がある。

3）怒り（ANG）尺度

　怒り（ANG）尺度は，怒りに関連した思考，感情，および行動を子どもがどの程度示しているかを測定することを目的として，怒りや憎しみの感情，冷淡さ，怒りの鎮静化の困難さ，他者への攻撃性，および言い争いや喧嘩に関連した項目から構成されている。原版の主成分分析の結果，本尺度は1成分構造となっているとされている。

　日本の標準化サンプルの主成分分析では，ANG尺度には二つの成分があるとの結果となった。日本版怒り尺度には，言い争いや喧嘩に関する項目からなる成分と，その他の項目からなる成分が見出された（表3-7参照）。こうした違いは，怒りとその行動的表現との関係についての文化差が関与しているのかもしれない。基礎的なデータがあるわけではないものの，アメリカ人は怒りなどの感情を，身体的な暴力は別にして，言語的に表現する傾向は日本人よりも高いように思われる。こうした怒りの言語的表現が「言い争い」とされ，その結果，他の怒りの項目との関連が強くなったのではないかと考えられる。それに対して日本人は，怒りの感情や思考があったとしても，それを言語的もしくは行動的に表現する傾向は少なく，その結果，怒りの感情や思考に関する項目群と，怒りの行動的および言語的表現に関する項目群とからなる二つの成分となったのではないかと推測される。そうであるとする

表3-7 日本版怒り（ANG）尺度の主成分分析（バリマックス回転）の結果

	第1成分	第2成分
ほかの人をひどい目にあわせたくなる	0.79	0.04
人に向かって大声でひどいことを言いたくなる	0.73	0.23
人を憎んでいるような感じがする	0.71	0.18
大声で叫んだり，ものを壊したくなる	0.70	0.17
すごく腹が立つ	0.66	0.43
ものすごく腹が立って，落ち着くことができない	0.59	0.43
わたしは冷たい人間だ	0.51	0.40
ケンカをしてしまう	0.17	0.86
口げんかをいっぱいする	0.18	0.83

なら，日本版怒り尺度においては，怒りの感情および思考と，怒りに基づく言動という二つの下位因子を設定する可能性があることになる。しかし，現時点ではその妥当性を検討するための十分なデータがあるとはいえない。下位尺度の設定が適切であるかどうかは今後の課題として，現時点では原版に倣い，下位尺度は設定しないものとする。

ANG尺度の得点が臨床域に達している子どもは，激しい怒りや憎しみの感情を持ち，しばしばその怒りをコントロールできないためにイライラしていたり，あるいはかんしゃくなどのいわゆる感情爆発といった形で表現する傾向がある可能性がある。また，そうした言語的，行動的な表現はなくても，虐待やネグレクトの体験，あるいは喪失体験などの「見捨てられ」の体験に由来する激しい怒りを抱えている可能性があるといえる。

4）外傷後ストレス（PTS）尺度

外傷後ストレス（PTS）尺度は，苦痛であった過去の出来事に関する侵入的な思考，感覚，記憶や，睡眠時に生じる侵入的想起であると考えられる悪夢，男性や女性への恐怖，否定的な思考や記憶の回避といった外傷後症状に関連した項目によって構成されている。原版の主成分分析の結果では，三つの成分が抽出されている。一つは，侵入的想起に関する項目のみから構成さ

表3-8　日本版外傷後ストレス（PTS）尺度の主成分分析（バリマックス回転）の結果

	第1成分	第2成分
怖いことを思い出してしまう	0.77	0.19
思い出したくないことを思い出してしまう	0.74	0.20
前にあった嫌なことを思い出してしまう	0.73	0.17
怖い考えや怖い場面が，頭の中にとつぜん浮かび上がってくる	0.68	0.17
あんな悪いことが起こらなければよかったのにと願う	0.64	0.26
自分に起こった何か悪いことについて考えずにはいられない	0.63	0.17
心から消してしまって，考えないように努力している	0.61	-0.03
悪い夢やとても怖い夢を見る	0.59	0.11
女の人を怖いと感じる	0.07	0.86
男の人を怖いと感じる	0.26	0.75

れており意味のある結果となっているが，他の二つの成分は，それ以外の項目が混在している結果となった。この分析結果から，臨床的に意味のある主成分は得られなかったと判断され，PTS尺度には下位尺度の設定が行われていない。

　日本版の標準化データでは，PTS尺度には固有値が1.0以上の成分が二つ抽出された（表3-8参照）。男性に対する恐怖に関する項目（項目19）と女性に対する恐怖（項目20）という，特定的な恐れに関連する2項目が一つの成分を構成し，それ以外の侵入的想起と回避に関する項目が今一つの成分を構成するという，興味深い結果となっている。Briere（1996）は，トラウマ性の体験に起因する恐怖を『トラウマ後恐怖』（Posttraumatic fear）と言い表しているが，Terr（1990）は，こうしたトラウマ性の恐怖は特定的な対象に向けられる点で一般的な恐怖症（phobia）と区別されると指摘している[注3]。このように，トラウマ性の体験は，一般の恐怖とは異なる特定的な恐怖を生じる可能性がある。日本版の分析で抽出された成分はこうしたトラウマ性恐怖をと

注3）Terrは，犬に対する一般的な恐怖症がある人の場合には犬一般が恐怖の対象となるのに対して，犬に頸部を噛み切られたという体験がトラウマとなった人の場合には，自分の喉に噛みついた犬と同じ色や犬種の犬にのみ恐怖すると説明している。

らえている可能性がある。一方で，今ひとつの成分は，侵入性想起と回避・麻痺という，PTSD（外傷後ストレス障害）の主要な症状クラスターに関連した項目から構成されている。Briereは，主成分分析の結果から，侵入性症状と回避に，男性や女性に対する特定的な恐怖を合わせて『古典的な外傷後症状』としているが，むしろ，日本版の分析結果が示した，PTSD症状群に関連した項目からなる成分と特定的な恐怖に関連した項目からなる成分という2成分構造のほうが，理論的，および臨床的整合性は高いように思われる。

しかし，特定的な恐怖に関するものが2項目しかないことから，原版に倣い，日本版TSCCにおいてもPTS尺度の下位尺度は設定しなかった。今後，項目の追加などを含め，PTS尺度の下位尺度の設定に向けた研究が必要となろう。

5）解離（DIS）尺度

解離（DIS）尺度は，現実感の喪失，心が真っ白になること，情緒的な麻痺，誰か別の人になったふりをしたりどこか別の場所にいるふりをすること，白昼夢，記憶に関する問題，および解離性の回避に関する項目からなっている。これらの項目は，子どもが軽度から中程度の解離症状をどの程度経験しているかを測定するものであり，自己同一性の混乱や解離性遁走などといったもっと深刻な解離症状に関連する項目はDIS尺度には含まれていない。原版のDIS尺度では，主成分分析の結果，「明らかな解離」（DIS-O）と「ファンタジー」（DIS-F）という二つの下位尺度が設定されている。

日本版DIS尺度の主成分分析の結果，二つの成分が抽出された（表3-9参照）。一つは，「だれか別の人になったふりをする」（項目4），「自分がどこか別のところにいるふりをする」（項目32），という，原版ではDIS-F尺度に含まれる2項目に，「まわりのものや出来事が，にせ物のような気がする」（項目24）という，離人状態との関連が想定される項目を加えた3項目からなる成分である[注4]。いま一つの成分は，原版ではDIS-O尺度に含まれる6項

注4）項目24は，原版では「明らかな解離」に含まれている。しかし，離人状態には，一定のストレスに対する病的ではない「正常範囲」として出現するものも含まれることから，明らかな解離症状とすることは適切でない可能性がある。

表3-9 日本版解離（DIS）尺度の主成分分析（バリマックス回転）の結果

	第1成分	第2成分
何かを忘れてしまったり，思い出せない	0.65	0.10
頭が空っぽになったり，真っ白になったりする	0.62	0.33
心から消してしまって，考えないように努力している	0.62	-0.07
昼間ボーっと他のことを考えてしまって，まわりのことに気づかないことがある	0.60	0.26
めまいがする	0.54	0.17
自分が自分自身の身体の中にいないような感じがする	0.49	0.48
どんな気持ちも持たないように努力している	0.46	0.24
誰か別の人になったふりをする	0.01	0.81
自分がどこか別のところにいるふりをする	0.21	0.76
まわりのものや出来事が，にせ物のような気がする	0.48	0.49

目に，原版ではDIS-F尺度に含まれる「昼間ボーっと他のことを考えてしまって，まわりのことに気づかないことがある」（項目44）を加えた7項目から構成されている。つまり，この第2成分は，項目44を除き，原版でより重度性が高いと考えられる解離状態を表す項目が占めていることになる。項目44は，白昼夢傾向を表すものとして想定されたが，原版の主成分分析では，DIS-F因子への寄与率が低かった。しかし，内容的にはファンタジー傾向に類似しているとの判断でDIS-F尺度に含められている。しかし，日本版の主成分分析の結果を見る限り，本項目が想定した白昼夢といった状態よりも，より重い解離症状と関連しているといえよう。

いずれにせよ，日本版のDIS尺度の主成分分析の結果は，原版と同様に，ファンタジー傾向と考えられるような正常範囲内の解離傾向を示す下位尺度と，より顕在的で，場合によっては中程度以上の病理性を有する解離症状を示唆する下位尺度との設定の妥当性を示唆している。ただし，各下位尺度に含まれる項目は，原版と日本版で若干の違いが認められる。アメリカのデータとの比較可能性を確保するとの観点から，結果の解釈に当たっては，今回の日本版では原版の分類に倣うことにするが，DIS-O下位尺度に含まれる「ま

わりのものや出来事が，にせ物のような気がする」（項目24）はより軽度の解離状態を示している可能性が，また，逆に，DIS-F下位尺度に含まれる「昼間ボーっと他のことを考えてしまって，まわりのことに気づかないことがある」（項目44）がより重い解離症状の存在を示唆している可能性があることに留意すべきであろう。

　DIS尺度（特にDIS-O）の得点が臨床域に達している子どもには，原版と同様に，外的な環境への反応が弱かったり，情緒的に無反応な状態であったり，あるいは否定的な情緒を認知的に回避する傾向が見られることが少なくない。また，DIS-F尺度に含まれる項目自体は病理的なものではなく，子どもの正常範囲内の行動として観察されるものである。しかし，DIS-F尺度得点が臨床域に達している場合には，空想への耽溺傾向があり，外的な現実への反応性に問題が見られる可能性がある。

6）性的関心（SC）尺度

　性的関心項目の解釈の詳細に関しては『TSCCマニュアル』を参照いただくとして，ここではそのポイントを述べる。

　性的関心尺度には，主成分分析の結果から，「性的とらわれ」（SC-P）と「性的苦悩」（SC-D）という二つの下位尺度が設定されている。SC-P尺度は，性的思考，性的感情，性的行動の増加に関する項目からなっている。また，SC-D尺度は性的葛藤，性的恐怖，およびその他の性的な不快反応に関する項目からなっている。

　SC尺度の得点が高い子どもは，年齢的に不相応な性的刺激を過剰に受けたか，あるいは性的虐待や性的被害などを直接経験した可能性があると考えられる。また，性的被害を直接受けていなくても，たとえば親の性交場面を目撃するといった経験があった場合にも，SC尺度の得点が上昇する可能性があるとされている。筆者の臨床経験では，DVの事例で，親の性交を目撃している子どもが少なくないように思われる。しかし，児童相談所などの機関がこうした子どもの間接的な性的被害体験を的確に把握できていないことが多く，SC尺度の得点によるチェックは有用となる可能性があろう。

　Briere（1996b）は，SC-P尺度とSC-D尺度とでは，性的な思考，感情，行

動にともなう嫌悪感等の否定的感情の有無という点で異なっているとしている。SC-P尺度が高得点である場合，子どもには性的な思考等へのとらわれはあるものの，それに否定的感情があまり，もしくはまったくともなわない。それに対して，SC-D尺度の得点が高い場合には，とらわれとともに強い否定的感情を経験していると考えられている。したがって，性的虐待や性的被害を経験した子どもの場合には，このSC-D尺度の得点が上昇すると考えられる。この点については，少ないながらも実証的な研究がある。たとえば，Elliott（1995）は，性的虐待の被害を受けた子どもを対象とした研究で，彼らのTSCCのプロフィールでもっとも典型的なのはSC-D尺度が高得点であることで，こうしたプロフィールは性的被害を受けた子どもの29%に見られたとしている。BriereとLanktree（1995）でも同様に，性的虐待を受けた子どもの場合，TSCCの各尺度および下位尺度のなかで，SC-D尺度の得点がもっとも高いとの結果となっている。一方で，SC-P尺度の得点に関しては，Briere（1996b）は，「ある文化やサブカルチャーでは，他の文化に比べて早期の段階で子どもに性的関心や性的行動を身に付けさせようとする場合がある。こうした状況にある場合，子どもはSC尺度の項目に"1"以上を付けるものの，その文化に属する集団にとっては，それは正常範囲内のことだということになる。こうした場合には，SC-P尺度は高得点になるものの，SC-D尺度の得点は低いとの結果になる可能性がある」(p.21)と述べている。ただし，こうした現象に関する実証的な研究は今のところ存在せず，この記述はあくまでも理論的な考察に基づくものである。今後，臨床研究等の蓄積が必要であろう。

3．危険項目（critical items）について

　TSCCの原版では，危険項目が設定されている。TSCC-Aの危険項目は，自己毀損性，自殺傾向，他者を傷つけたいという欲求，喧嘩への志向性，男性への恐怖，女性への恐怖，および殺されるのではないかとの不安に関する7項目からなっている[注5]。

　注5）TSCCの全項目版では，性的虐待や性被害の予期に関する項目が含まれ，8項目となっている。

表3-10 TSCCの危険項目と,
標準化サンプル群における"0"以外の反応の出現頻度（Briere, 1996b）

危険項目	"0"以外の反応の出現率（%）			
	男の子／年齢階層別		女の子／年齢階層別	
	8-12（歳）	13-16（歳）	8-12（歳）	13-16（歳）
20. 自分自身をひどい目にあわせたくなる	29%	18%	33%	31%
21. ほかの人をひどい目にあわせたくなる	54%	59%	40%	46%
24. 男の人を怖いと感じる	28%	12%	50%	36%
25. 女の人を怖いと感じる	17%	6%	23%	12%
34. 私とセックスをしたいと思っているかもしれないから，他の人は信用できない	13%	3%	9%	16%
36. ケンカをしてしまう	67%	60%	65%	44%
50. 誰かがわたしを殺そうとしているように感じて，怖くなる	37%	32%	48%	33%
52. 自殺したい	12%	24%	22%	27%

注：項目番号は，54項目のTSCC全項目版のものである

　この危険項目は，その妥当性等について統計的な検討が行われたわけではなく，項目の内容から注意が必要であると判断されたものである。Briere（1996b）は，標準化データで，危険項目に"1"以上の反応（つまり，「たまにある」，「ときどきある」，「いつもある」のいずれかの反応）を示した子どもの割合を性別および年代別に提示しているが，それを見る限り，これら8項目に"1"以上をつける子どもの割合にはかなりばらつきがあり，決して少なくないことがわかる（表3-10参照）。

　日本版の標準化データについて，同様に危険項目に対する"1"以上の反応の出現率を見た（表3-11参照）。その結果，原版の標準化データと同様，項目ごとに出現率にはかなりのばらつきがあり，項目によっては70％を超える出現率を示すものがあることがわかった。したがって，危険項目に"1"以上の反応があったとしても，それが直ちに危険な状況を意味するものではないといえ，その項目が示唆する事柄に関する詳しい検討が必要であると判断していいだろう。

表3-11　TSCC-Aの危険項目と，わが国の標準化サンプル群における"0"以外の反応の出現頻度

危険項目	"0"以外の反応の出現率（%）			
	男の子／年齢階層別		女の子／年齢階層別	
	7-12（歳）	13-15（歳）	7-12（歳）	13-15（歳）
20. 自分自身をひどい目にあわせたくなる	18%	13%	15%	17%
21. ほかの人をひどい目にあわせたくなる	29%	25%	21%	27%
24. 男の人を怖いと感じる	24%	16%	42%	37%
25. 女の人を怖いと感じる	34%	17%	20%	29%
36. ケンカをしてしまう	74%	50%	78%	59%
50. 誰かがわたしを殺そうとしているように感じて，怖くなる	21%	8%	23%	6%
52. 自殺したい	20%	8%	20%	17%

注：項目番号は，TSCC全項目版のものである

　危機項目への"1"以上反応の出現率の日米の比較から，いくつかの特徴が指摘できる。ひとつは，「ほかの人をひどい目にあわせたくなる」（項目21）は，性別，年齢階層別の4群すべてにおいて，わが国の子どものは米国の子どもに比べて"1"以上の反応の出現率が少なくなっているということである。これはおそらく，両文化圏における子どもの攻撃性の違いに由来していると考えられる。ただし，「ケンカをしてしまう」（項目36）では両国の子どもに大きな違いは見られず，むしろ，女の子の場合は二つの年齢階層でともにわが国の子どものほうが10ポイント以上高いとの結果である点を考慮する必要がある。つまり，日本の子どもは，「他者を傷つけたい」という思いは少ないものの，実際には喧嘩という事態に巻き込まれているといえよう。

　また，「誰かがわたしを殺そうとしているように感じて，怖くなる」（項目50）も，"1"以上反応の出現率は，4群すべてにおいて日本の子どものほうが10～20ポイント程度低かった。これは，おそらく，米国の「現実」の反映ではないかと考えられる。連邦捜査局（FBI）が公表している犯罪統計によれば，2005年に発生した殺人事件は16,692件となっており（http://www.

fbi.gov/ucr/05cius/offenses/violent_crime/murder_homicide.html），わが国の約10倍となっている。そのため，近隣のコミュニティ内における殺人やその他の暴力事件に子どもが曝される機会はわが国よりもずいぶん多いと考えられ，米国の子どもは「殺される」ということがより現実的なものとして経験されている可能性があるといえよう。

　一方で，わが国の子どものほうが"１"以上反応の出現率が高い項目もある。女性に対する恐怖（項目20「女の人をこわいと感じる」）は，7～12歳の女の子を除く3群で，日本の子どもが米国の子どもに比べて出現率が10数ポイント程度高くなっている。これがどういった理由によるのかは現時点では不明である。

Ⅲ　事例のTSCCのプロフィールとその解釈

　以下に，虐待等の理由で援助機関を訪れた6人の子どもの事例の日本版TSCCの結果を提示し，その解釈を簡略に述べる。子どもが性的虐待などの性被害を受けている可能性がある場合，あるいは子どもに性的問題行動が観察されている場合には，性的関心尺度を追加したTSCC全項目版の日本版を使用した。

　なお，事例の提示に際しては，子どものプライバシーの保護のために若干の修正を施してある。

《事例Ａ》身体的虐待と心理的虐待の影響の評価

（事例の概要）

　Aは，児童養護施設で生活している10歳の男の子である。幼児期に，母親からの身体的虐待のため保護され，施設入所となった。母親は，たとえばAが他の子どもに暴力をふるったなどという連絡が保育園から入ると，Aに非常に激しい体罰を加えていた。母親は「この手が悪いんだ，悪い手を切り取ってやる！」と怒鳴りながら，Aの両腕の手首を包丁で切ることもあった。

　また，Aに対して，「お前は欲しくて産んだ子じゃない」，「お前さえいな

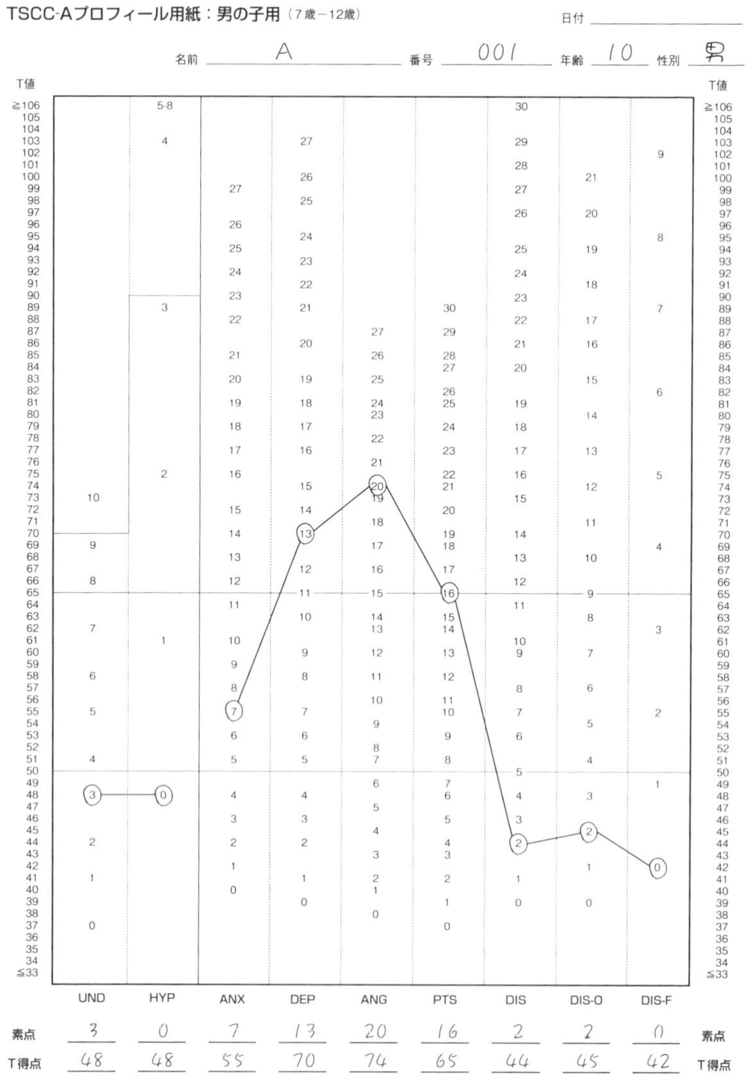

42

TSCC-Aプロフィール用紙：男の子用（7歳−12歳）

名前 A　　番号 001　　年齢 10　　性別 男

	UND	HYP	ANX	DEP	ANG	PTS	DIS	DIS-O	DIS-F
素点	3	0	7	13	20	16	2	2	0
T得点	48	48	55	70	74	65	44	45	42

Profile Form: Males (Ages 7-12)
Copyright © 1996 by Psychological Assessment Resources, Inc.
Japanese translation published by arrangement with Psychological Assessment Resources, Inc.
through The English Agency (Japan) Ltd. Printed in Japan

図3-1　事例Aのプロフィール

くなってくれれば，私は幸せになれる」，「お前の顔を見ているとイライラする」といった，Aの存在価値を否定する言葉を繰り返し述べるなど，心理的虐待を行っていた。

Aは，現在生活している児童養護施設で，ケアワーカーへの暴力行為や威嚇行為，他の子どもへの暴言や暴力行為が顕著であった。また，学校での適応に問題があり，時折，不登校状態になることもあった。

(TSCCの結果)

AのTSCCの二つの妥当性尺度はいずれも正常範囲内であって問題はない。

臨床尺度では，抑うつ（DEP）尺度，怒り（ANG）尺度，および外傷後ストレス（PTS）尺度の得点が臨床域になっており，特にANG尺度の得点が74Tと高値である。Aの施設での対人関係上の問題行動の背景には，成育歴等に起因する母親への激しい怒りが存在することが示唆される。

また，Aの抑うつ感は，見捨てられ感に起因している可能性がある。さらに，PTS尺度の得点が臨床域になっていることから，Aには何らかの侵入性症状が認められる可能性がある。Aの成育歴や家族関係を考慮すると，母親から暴力を受けた体験の記憶が侵入性症状となっている可能性があるといえよう。

《事例B》ネグレクトとDVの影響の評価

(事例の概要)

Bは，母親のネグレクトのために小学校2年生時に児童相談所に保護され，児童養護施設に措置された，現在小学校6年生，12歳の男の子である。母親は若年で本児を出産している。父親は，母親への暴力があり，Bが保護される1年前に離婚し家を出ている。Bの下に2人のきょうだいがいるが，保護時には，母親は昼夜を問わず不在がちで，Bが乳幼児のきょうだいの世話をしていた。そのため，Bは登校もままならない状態であった。

現在，Bは，学校の友人から金品を盗んだり，施設の同年の女の子の下着

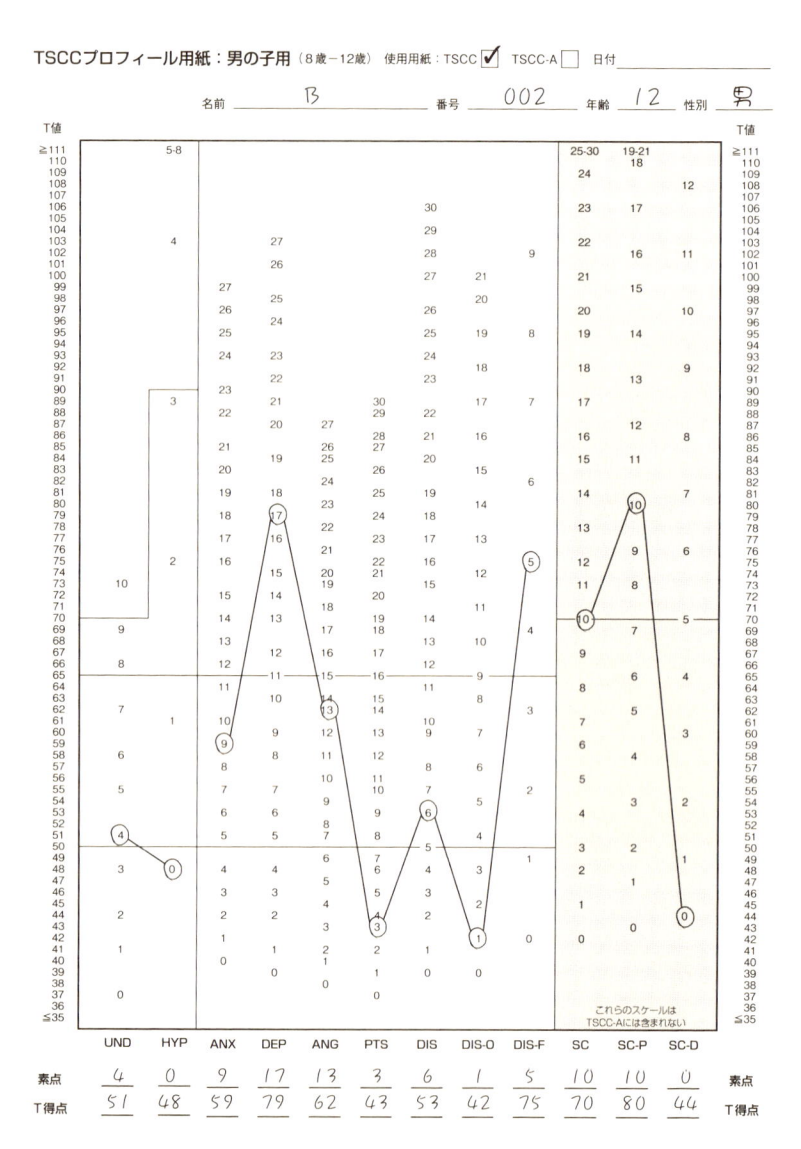

図3-2 事例Bのプロフィール

を盗んで隠し持っていたなどの問題が観察されている。

(TSCCの結果)
　BのTSCCの妥当性尺度の得点は正常範囲内で問題は認められない。
　臨床尺度の結果を見れば，抑うつ（DEP）尺度の得点が臨床域となっており，また，解離（DIS）尺度の下位尺度であるファンタジー（DIS-F）尺度の得点が，また，性的関心（SC）尺度と，その下位尺度である性的とらわれ（SC-P）尺度の得点が臨床域となっている。この結果は，Bには，臨床的な関与が必要とされる程度の抑うつ症状が認められる可能性を示唆している。また，病的ではないものの空想への耽溺傾向や，年齢に不相応な性的な関心があるものと推測される。
　抑うつ症状は，ネグレクトを受けた子どもに特徴的に見られるものであり，Bの成育歴を考えればこうした症状が顕著に見られることは理解できよう。また，空想への耽溺傾向も，養育者の不在に起因する不安や恐怖に対する防衛機制として理解できる。
　性的関心，特に性的なとらわれが顕著であることには，推測の域は出ないものの，両親間のDVが関連している可能性がある。DV家庭では，激しい暴力の後に両親間で性的行為が行われ，それを子どもが目撃するといったことが珍しくない。Bは，離婚前の両親の性行為を目撃しており，それが年齢不相応な性的関心の高さとして表れている可能性がある。一方で，SC尺度の今一つの下位尺度である性的苦悩（SC-D）尺度の得点は正常範囲内であることから，直接の性的被害体験はなかった可能性が高いといえよう。施設で見られるBの性的な問題行動はこうした性的関心の表れとして理解できよう。

《事例C》父親による性虐待と母親によるネグレクトの影響の評価

(事例の概要)
　Cは，現在，児童相談所で一時保護されている中学2年生の女の子である。Cは継父から性虐待を受けており，それを中学校の教員に打ち明けたことから，今回の一時保護につながった。Cの話では，父親の性虐待は小学校3年

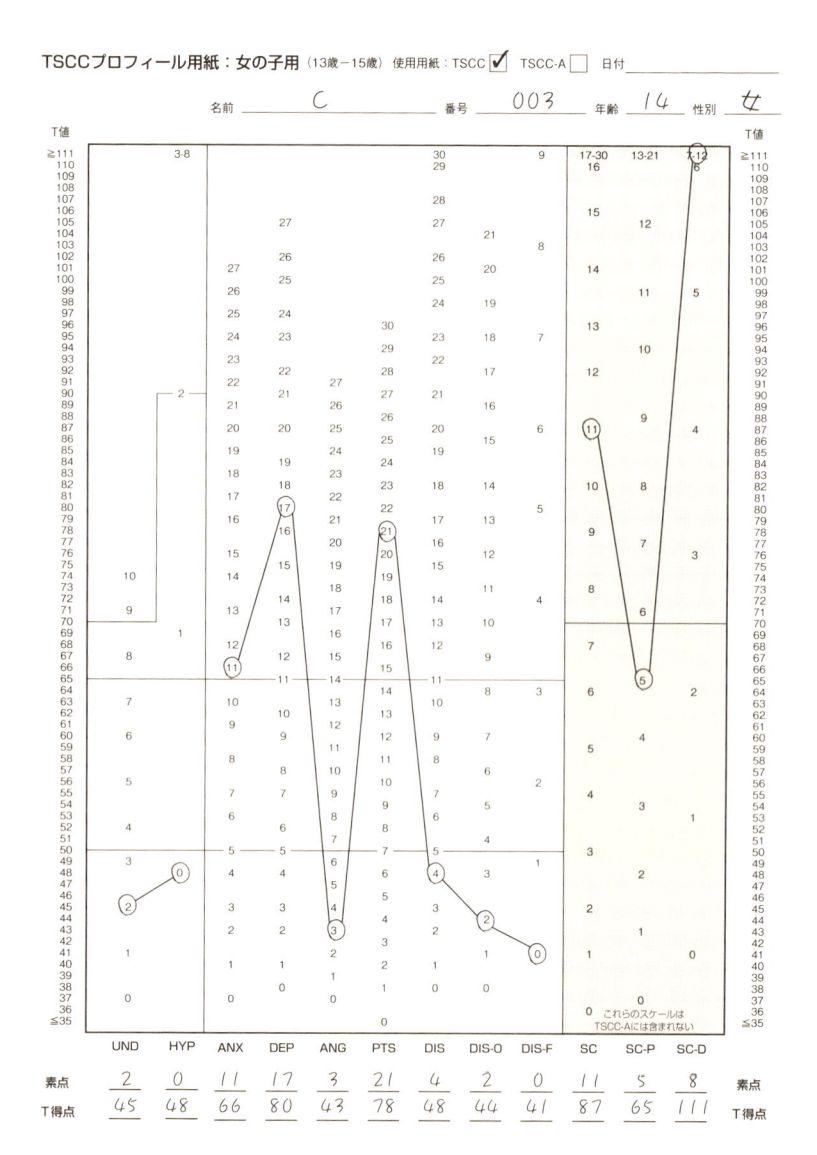

TSCCプロフィール用紙：女の子用 (13歳-15歳)　使用紙：TSCC ✓　TSCC-A ☐　日付 _____

名前 __C__　番号 __003__　年齢 __14__　性別 __女__

	UND	HYP	ANX	DEP	ANG	PTS	DIS	DIS-O	DIS-F	SC	SC-P	SC-D
素点	2	0	11	17	3	21	4	2	0	11	5	8
T得点	45	48	66	80	43	78	48	44	41	87	65	111

Profile Form: Females (Ages 13-15)
Copyright © 1996 by Psychological Assessment Resources, Inc.
Japanese translation published by arrangement with Psychological Assessment Resources, Inc.
through The English Agency (Japan) Ltd. Printed in Japan

図3-3　事例Cのプロフィール

生の頃に始まったとのことであった。

　母親はフルタイムで就労しており，残業も多く不在がちで，Cが性虐待を受けていることを知らなかったと述べている。さらに，母親は継父を庇い，Cが嘘をついているのだと主張した。Cの話では，母親は早朝から深夜まで仕事をしており，食事などの基本的な日常の世話は無職の継父が担っていたとのことである。

（TSCCの結果）

　CのTSCCは，不安（ANX）尺度，抑うつ（DEP）尺度，外傷後ストレス（PTS）尺度と，性的関心（SC）尺度およびその下位尺度である性的苦悩（SC-D）尺度の得点が臨床域となっており，Cには，不安症状，抑うつ症状，および侵入性症状が，臨床的な援助が必要とされる程度に認められる可能性を示唆している。不安症状や抑うつ症状は，継父からの性虐待に起因する可能性はもちろんあるが，一方で，母親のネグレクト的な養育態度に関連している可能性も否定できない。また，性的苦悩尺度の得点が非常に高くなっており，性的な事柄に対する恐怖や不安が顕著に認められる可能性がある。Cの侵入性症状と性的な苦痛感は，おそらく，継父からの性虐待の体験に関連したものであると考えられる。

《事例D》乳児期の置き去り体験の影響の評価

（事例の概要）

　Dは中学1年生の女の子である。Dは，いわゆる「産み捨て」の事例で，10代の母親はDを出産直後に産院を無断離院し，その後，行方不明になっている。父親についてはまったく情報がない。そのため，Dは退院後から乳児院で成長し，3歳の時に現在生活している児童養護施設に措置変更となり，現在に至っている。

　Dは，小学校高学年からときどき学校に行かないという状態が現れ始め，中学校入学直後から本格的な不登校状態となっている。また，Dはときおり激しい怒りを爆発させ暴力や破壊行為を示すが，周囲にはその原因がまった

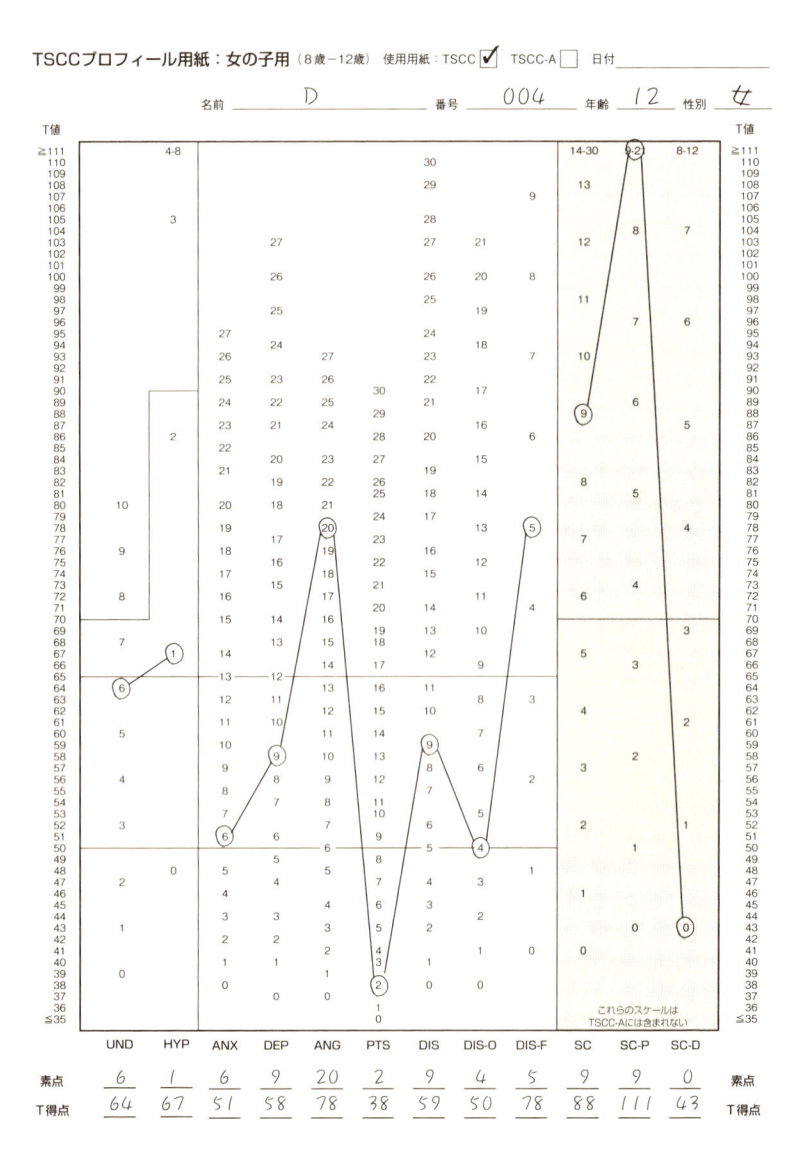

TSCCプロフィール用紙：女の子用（8歳-12歳）　使用用紙：TSCC ✓　TSCC-A □　日付_____

名前　D　　番号　004　　年齢　12　性別　女

	UND	HYP	ANX	DEP	ANG	PTS	DIS	DIS-O	DIS-F	SC	SC-P	SC-D
素点	6	1	6	9	20	2	9	4	5	9	9	0
T得点	64	67	51	58	78	38	59	50	78	88	111	43

Profile Form: Females (Ages 8-12)
Copyright © 1996 by Psychological Assessment Resources, Inc.
Japanese translation published by arrangement with Psychological Assessment Resources, Inc.
through The English Agency (Japan) Ltd. Printed in Japan

図3-4　事例Dのプロフィール

くわからないといったことも少なくない。さらに，こうした感情爆発の後に，Ｄはセルフカットなどの自傷行為を示すことがある。

最近，施設内で，中学３年生の男の子と性的接触があり，問題視されるようになった。

(TSCCの結果)

ＤのTSCCの過剰反応（HYP）尺度の得点は67Tとやや高いが，HYP尺度においては臨床域が90T以上と設定されていることから，正常範囲内だと判断される。

臨床尺度に関しては，怒り（ANG）尺度とファンタジー（DIS-F）尺度の得点が臨床域となっている。Ｄは激しい怒りを抱えており，この怒りが，日常生活では感情爆発や自傷行為のエピソードとして表れているのだと考えられよう。Ｄの成育歴から判断するに，この激しい怒りは，「産み捨て」という見捨てられ体験に由来し，自分を見捨てた母親に対する反応であろうと考えられる。

また，DIS-F尺度の得点が臨床域となっていることから，Ｄには空想への耽溺傾向があることが推測される。施設での日常生活では，ときおり白昼夢的な状態が見られ，ケアワーカーが声をかけるとはっとして我に帰るといった状態が観察されており，TSCCの結果はこうした日常の行動観察と一致している。こうした空想への耽溺傾向は，生後直後の母親の喪失体験を受け止められず，いわゆる喪の作業が未了であることに起因する可能性がある。あるいは，施設において十分なケアがなされておらずネグレクト的な養育環境となってしまっており，その防衛として解離傾向が生じた可能性もあろう。

また，ＤのTSCCの結果では，性的関心（SC）尺度の得点が高く臨床域となっており，特に性的とらわれ（SC-P）尺度の得点が高値となっている。成育歴からは，Ｄが性的被害を受けた可能性は低く，こうした性的関心の高さはネグレクトと関連しているのではないかと考えられる。ネグレクト環境で育った子どものなかには，同性の子どもとの年齢相応の適切な社会関係の形成が困難となり，親密な人間関係に対する欲求が早期の異性との性的接触につながる場合があるが，Ｄの場合にはこうした機序が推測されよう。

《事例E》限局性のトラウマ体験の影響の評価

（事例の概要）
Eは小学校3年生の9歳の男の子である。Eは，繁華街で母親と歩行中に向こうから歩いてきた男性にすれ違いざまに突然抱え上げられ，車道上に放り投げられるという被害体験があった。その後，夜尿や夜驚などの症状や，退行的な行動（指しゃぶりや幼児言葉など）が顕著となり，また，分離不安に起因すると思われる不登校状態になっていた。

（TSCCの結果）
EのTSCCの各臨床尺度の得点は，不安（ANX）尺度と外傷後ストレス（PTS）尺度を除き正常範囲内である。ANX尺度とPTS尺度の得点はいずれも臨床域であり，Eには不安症状と侵入性症状があると考えられる。こうした状態は，夜尿や夜驚，退行的な行動，および分離不安といった，Eの日常生活で観察される症状等と一致しており，おそらく，1回限りの限局性トラウマ体験に起因する典型的な反応であると考えられる。

《事例F》トラウマ体験の否認

（事例の概要）
Fは，児童養護施設で生活している中学校3年生の15歳の男の子である。Fは，4歳の頃，母親と2人でいるときに母親が突然死するというトラウマ性の体験をしていた。その後，父親と2人の父子家庭となったが，父親がアルコール依存症で，酩酊時にFに暴力を振るうことが多くなり，4歳の頃に保育園からの通告で一時保護され，その後，児童養護施設に措置されている。

Fは幼児期から，ささいなことが原因で強い怒りを持ち，激しい暴力行為や破壊行為を示す傾向があり，この傾向は現在まで継続して見られている。特に，施設のケアワーカーに対する身体的暴力や威嚇行為が顕著である。またそれに加え，思春期以降は万引きや窃盗などの非行傾向が顕著となっている。

第3章 解 釈 51

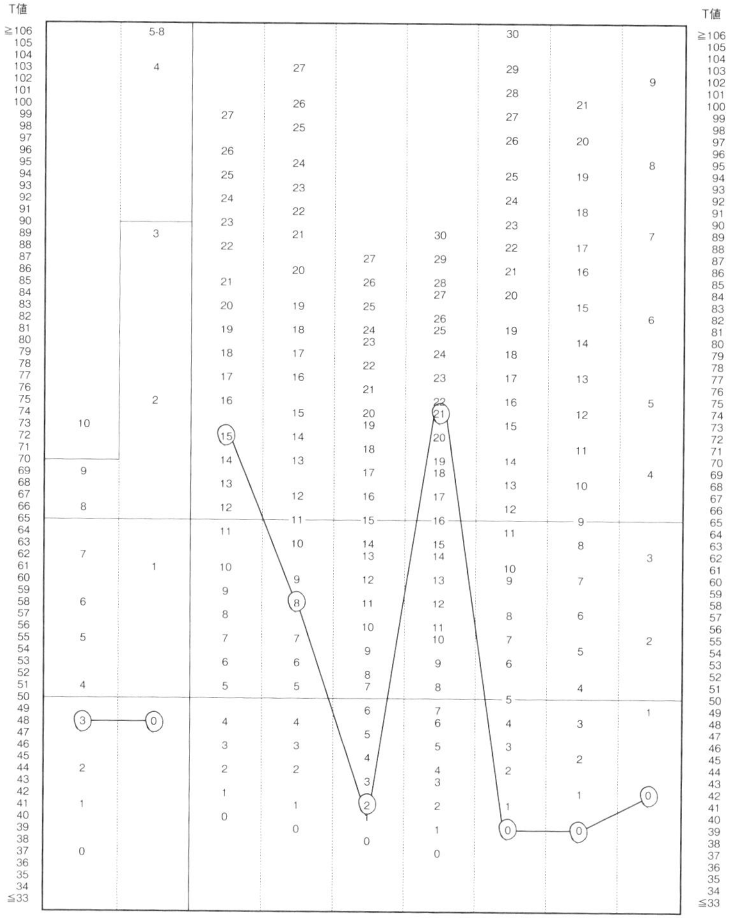

図3-5 事例Eのプロフィール

TSCC-Aプロフィール用紙：男の子用 (13歳-15歳)

名前 F　番号 006　年齢 15　性別 男

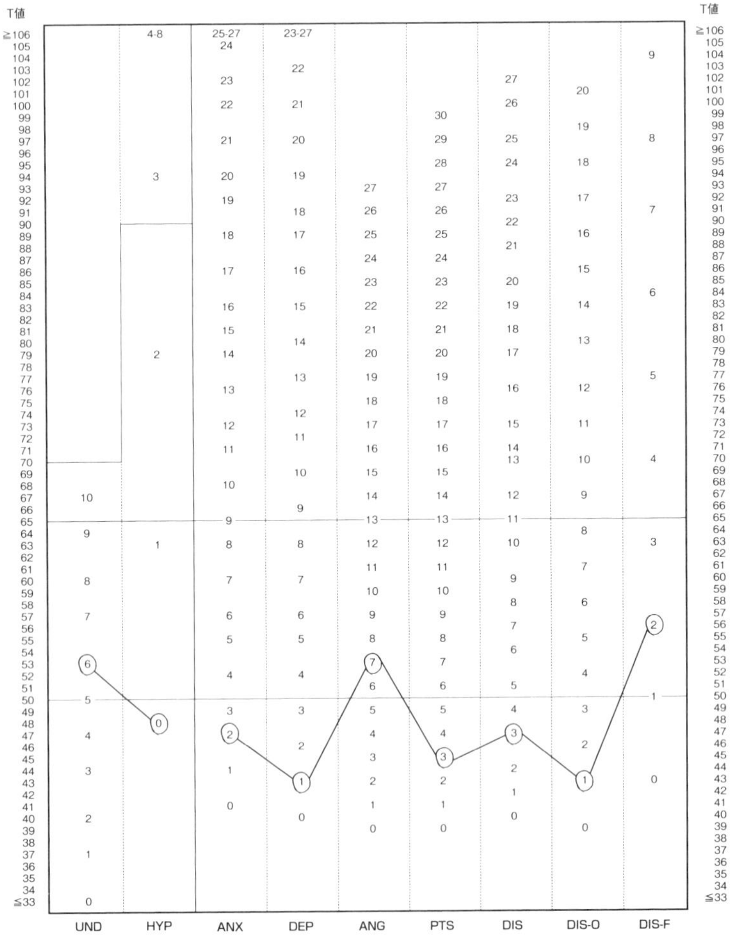

	UND	HYP	ANX	DEP	ANG	PTS	DIS	DIS-O	DIS-F
素点	6	0	2	1	7	3	3	1	7
T得点	53	48	47	43	53	45	47	43	56

Profile Form: Males (Ages 13-15)
Copyright © 1996 by Psychological Assessment Resources, Inc.
Japanese translation published by arrangement with Psychological Assessment Resources, Inc.
through The English Agency (Japan) Ltd. Printed in Japan

図3-6　事例Fのプロフィール

Fは，母親が死亡する場面の目撃体験や，父親からの被暴力体験のことをケアワーカーや心理士から尋ねられても，「別にたいしたことはなかった」，「何も感じなかった」，あるいは「忘れた」として，会話を拒否する態度を示している。

(TSCCの結果)
　FのTSCCの結果は，妥当性尺度を含めてすべての尺度の得点が正常範囲内となっており，TSCCの結果からは何らの症状や問題も認められない。この結果は，Fの日頃の行動とは一致しないといえる。Brier（1996b）やElliott（1995）が述べているように，トラウマ体験や被害体験の存在を否認する子どもの場合には，TSCCが探ろうとする症状や反応をも否認する傾向があり，TSCCのプロフィールでは特に問題がないとされてしまうことがあると考えられる。FのTSCCはこうした状態を反映していると考えられる。
　Fのこうした状態を考えるなら，過少反応尺度の得点が正常範囲内であることが問題となる。第3章第2項で述べたように，日本の子どもは，過少反応尺度を構成する10項目に対して"0"（「全くない」）と反応する傾向が，米国の子どもに比べて高いため，過少反応尺度の妥当性には若干の問題があるかもしれない。

第4章
記述的情報と標準化に関する情報

I 標準化のためのサンプルの概要

　日本版TSCCの標準化は，関東近県の公立小学校，および公立中学校に通学している1,698人の子どものデータに基づいて行われた。表4-1に示したように，男の子と女の子はほぼ同数となっている。また，年齢では，10〜12歳の子どもが半数弱となっている。原版TSCCでは，15〜16歳の子どもが65％ともっとも多くなっており，日米で，標準化データの年齢帯に違いが見られた。

　先述したように，日本版TSCCの標準化サンプルの年齢は原版のそれとは若干の違いがある。詳細は第2章を参照いただきたい。

　性別，および年齢帯の別によってTSCCの得点に違いがあるかを検討した。その結果，7〜9歳と10〜12歳の群では統計的に有意な差はほとんど見られなかったが，10〜12歳と13〜15歳の群では，尺度全体，および複数の臨床尺度の得点に有意差が認められた。また，各年齢帯とも性別による差が認められた。この結果に基づき，7〜12歳と13〜15歳との二つの年齢群，およびそれぞれの年齢帯を性別で2群に分け，合計4群を設定した。

II 標準得点の算出

　上記の手続きによって標準化サンプルデータを4群に分類し，TSCCの各尺度および下位尺度の標準得点を算出した。性別および年齢別の各尺度のT

表4-1　日本版TSCC標準化サンプル人口統計学的特徴

変数		サンプル数	%
性	男	840	49.6
	女	854	50.4
	不明	4	
年齢	7～9（歳）	497	29.5
	10～12（歳）	732	43.4
	13～15（歳）	458	27.1
	不明	11	

注：N=1,698

　得点は，本書の巻末資料，および日本版TSCCのプロフィール用紙に記載している[注6]。

　なお，標準化サンプルデータの各尺度の性別，年齢別の平均値および標準偏差を表4-2に示す。

注6）性的関心（SC）尺度とその下位尺度である性的とらわれ（SC-P）尺度および性的苦悩（SC-D）尺度については米国の標準化サンプル群のデータに基づいた原版のT値を使用している。

表4-2 一般群におけるTSCC得点の平均と標準偏差

	男性						女性					
	7－12歳			13－15歳			7－12歳			13－15歳		
	M	SD	n	M	SD	n	M	SD	N	M	SD	n
UND	3.6	2.8	565	4.9	3.0	223	2.6	2.4	593	3.4	2.7	220
HYP	0.2	0.7	603	0.2	0.6	231	0.1	0.5	626	0.1	0.5	226
不安	4.8	4.6	574	3.3	3.8	229	5.7	4.7	611	4.9	3.9	222
抑うつ	4.7	4.2	563	3.4	3.5	224	5.4	4.3	579	5	4.0	215
怒り	6.7	5.5	578	5.5	4.9	230	6.2	4.9	599	6.4	5.0	222
外傷後ストレス	7.3	5.8	562	5.3	5.0	225	8.6	5.4	593	7.1	4.9	222
解離	4.9	4.5	553	4.5	4.3	224	5.1	4.2	577	4.9	4.0	220
顕在的	3.7	3.4	568	3.4	3.2	226	3.9	3.2	599	3.8	3.1	221
ファンタジー	1.2	1.5	586	1.1	1.5	229	1.2	1.3	601	1.2	1.3	225

注：項目ごとに欠損値の違いがあるためnは一致していない。

第5章
信頼性と妥当性の検討

I 信頼性（内的整合性）の検討

　原版TSCCでは，信頼性を検討するために，各臨床尺度の内的整合性を見ており，その結果，六つの臨床尺度のうち五つの尺度が高い内的整合性を備えていることが確認されている（α＝0.82～0.89）。また，原版TSCCの性的関心（SC）尺度はα値が0.77となっており，中程度の内的整合性であった。

　解離（DIS）尺度の二つの下位尺度のα値については，明らかな解離（DIS-O）尺度が0.81であったのに対して，ファンタジー（DIS-F）尺度は0.58とやや低い結果となった。また，SC尺度の二つの下位尺度についても同様に，性的とらわれ（SC-P）尺度は高く（α＝0.81），性的苦悩（SC-D）尺度はやや低い値（α＝0.64）となっている。

　また，原版TSCCでは，標準化サンプル以外の臨床群（虐待センターが関与している子ども）についても信頼性を検討している。その結果，臨床群の子どものTSCCの内的整合性は，一般群である標準化サンプルと同程度であることが確認された。

　日本版TSCCにおいても同様の手続きで信頼性を検討した（表5‒1参照）。その結果，標準化サンプルでは，不安（ANX）尺度，怒り（ANG）尺度，および外傷後ストレス（PTS）尺度において高い内的整合性が確認された（α値は，それぞれ，0.81，0.86，0.84）。抑うつ（DEP）尺度とDIS尺度のα値はともに0.78であり，中程度の内的整合性が示されている。また，DIS尺度の二つの下位尺度は，DIS-O尺度が中程度の内的整合性（α＝0.72）である

表5-1　一般群と施設群におけるTSCC下位尺度の信頼性

	標準化サンプル	施設群1*	施設群2**
過少反応（UND）	0.78	—	—
過剰反応（HYP）	0.75	—	—
不安（ANX）	0.81	0.81	0.82
抑うつ（DEP）	0.78	0.84	0.82
怒り（ANG）	0.86	0.85	0.84
外傷後ストレス（PTS）	0.84	0.86	0.87
解離（DIS）	0.78	0.86	0.79
明らかな解離（DIS-O）	0.72	0.83	0.74
ファンタジー（DIS-F）	0.52	0.58	0.45

＊施設群1は、西澤ら（1999）のサンプルでN＝110
＊＊施設群2は、西澤（2000）のサンプルで、N＝115

のに対して，DIS-F尺度はやや低い（$\alpha = 0.52$）という，原版と類似した結果となっている。

　日本版TSCCでは，原版と同様の臨床群を設定することができなかったが，それに代わるものとして，「施設群」（児童養護施設に入所している子ども）のTSCCの結果を分析した。児童養護施設に入所している子どもの多くは，虐待やネグレクトなどの家庭内での不適切な養育を体験してきているため，施設群は原版の「虐待センター群」と同様，「臨床群」としての性質を備えているものと思われる。今回は二つの施設群の内的整合性を分析したが，その結果，施設群1では五つの臨床尺度とDIS尺度の下位尺度の一つ（DIS-O）のα値は0.81～0.86と高くなっていた。また，施設群2でも，DIS尺度を除く四つの臨床尺度のα値は0.82から0.87と高く，DIS尺度は中程度の値（$\alpha = 0.79$）を示すとの結果となった。

　このように，日本版TSCCの信頼性は，原版TSCCのそれと同程度であるとの結果となった。

II 妥当性の検討

1．尺度間相関について

原版TSCCの標準化サンプル群におけるTSCCの各臨床尺度および下位尺度の尺度間相関は，0.19（SC-DとANG）から0.96（DIS-OとDIS）となっている（Briere, 1996b）。また，UNDは他のすべての臨床尺度と負の相関があり，相関係数は，-0.22（UNDとSC-D）から-0.66（UNDとPTS）の範囲であった。HYPはDIS-Oとの相関が最も高く（r = 0.56），UNDとの相関がもっとも低かった（r = -0.16）。

原版と同様，日本版においても各尺度間の相関を見た（表5 - 2参照）。臨床尺度間の相関は，0.48（PTSとDIS-F）から0.96（DIS-OとDIS）の範囲となっていた。UNDはすべての臨床尺度と負の相関が見られ，係数は-0.39（UNDとDIS-F）から-0.73（UNDとPTS）の範囲であった。HYPはDISとの相関が最も高く（r = 0.55），UNDとの相関が最も低かった（r = -0.13）。

このように，日本版TSCCは，性的関心（SC）尺度がないことに起因すると思われる違いを除けば，尺度間相関は原版TSCCと類似したものとなっている。

表5 - 2　日本版TSCCの臨床尺度間の相関係数

	HYP	ANX	DEP	ANG	PTS	DIS	DIS-O	DIS-F
UND	-0.13**	-0.62**	-0.63**	-0.55**	-0.73**	-0.54**	-0.54**	-0.39**
HYP		0.42**	0.43**	0.41**	0.34**	0.55**	0.49**	0.49**
ANX			0.72**	0.63**	0.81**	0.66**	0.65**	0.50**
DEP				0.68**	0.72**	0.70**	0.68**	0.56**
ANG					0.58**	0.61**	0.57**	0.52**
PTS						0.70**	0.71**	0.48**
DIS							0.96**	0.78**
DIS-O								0.59**

**$p < 0.01$

2．妥当性について

原版TSCCでは，基準関連妥当性や構成概念妥当性に関して，多くの検討が行われている。基準関連妥当性に関しては，TSCCと子どもの行動チェックリスト（CBCL）や子どもの抑うつ尺度（Child Depression Inventory：CDI）との関連を見た研究（Briere & Lanktree, 1995），TSCCの得点と，CDIおよびRCMAS（Revised Children's Manifest Anxiety Scale：子どもの顕在化不安尺度改訂版）との関連を見た研究（Evans et al., 1994），性的虐待を受けた女の子103人を対象にTSCCとCBCLおよびCSDQ（Children's Social Desirability Questionnaire：子ども用向社会性質問紙）との関連を検討したNelson-Gardell（1995）の研究，性的虐待の被害が確認されトラウマ・センターで経過をみている女の子35人と男の子4人を対象にTSCCとCITES-Rの関連を調べたSmithら（1995）の研究などがある。

構成概念妥当性の分析としては，3,735人の子どものTSCCの得点と暴力的な出来事への曝露体験の程度との間に有意な関係があることを示したSingerら（1995）の研究，TSCC-Aの得点が子どもの生活上のストレス体験の有無や程度の強力な予測変数になることを示したEvansら（1994）の研究，性的虐待を受けた子どもはそうした経験のない子どもに比べてTSCCの臨床尺度に高得点を付ける傾向があることを示したElliottとBriere（1994）の研究，302人の子どもを対象に，子どもが経験した虐待の種別とTSCCの各臨床尺度の関連に一定の傾向があることを示したElliottら（1995）の研究，性的虐待を受けた20人の女の子を対象に，虐待に焦点をあてたグループセラピーの結果によってTSCCの6尺度中5尺度（ANX，PTS，SC，DIS，ANG）の得点に有意な減少が認められたとするCohenとMannarino（1992）の研究などがある。なお，これらの研究の概要に関しては，『TSCCマニュアル』を参照していただきたい。

わが国ではTSCCを用いた研究はほとんど行われておらず，日本人の子どもを対象に妥当性を検討した研究は数少ない。ここでは，これまでの筆者らの研究を中心に，概要を紹介する。

西澤ら（未発表）は，児童養護施設に入所中の子ども767人のTSCC-Aの結

表5-3 児童養護施設群でのCBCL虐待関連項目とTSCC臨床尺度の相関

	ANX	DEP	ANG	PTS	DIS
CBCL-T	0.14**	0.20**	0.25**	0.15**	0.15**

**p<0.01

果を分析している。本研究では，TSCC-Aの基準関連妥当性を検討するため，従来の研究（Wolfe et al., 1989；坪井, 2005）でPTSDや虐待などのトラウマ体験との関連が見られたCBCLの33項目を「トラウマ関連項目」（CBCL-T）として抽出し，TSCC-Aの得点との相関を見た（表5-3参照）[注7]。その結果，ANX尺度との相関が0.14ともっとも少なく，怒り尺度との相関が0.25ともっとも多くなっていた。原版TSCCでは，CBCL全項目との関連を見ているが，親用のCBCLで相関がもっとも低かったのは内向性尺度とTSCCのANG尺度（r＝0.08）であり，もっとも高かったのは外向性尺度とTSCCのANX尺度（0.31）であった（詳細は『TSCCマニュアル』を参照のこと）。

このように，日本版TSCCとCBCL-Tとの相関はそれほど高いとはいえないものの，原版のそれと比較して低いという結果ではなかったといえ，日本版TSCCの基準関連妥当性は原版のそれと変わらないと推測される。

次に，日本版TSCCの構成概念妥当性を検討した研究を紹介する。

西澤ら（1999）は，児童養護施設に入所している110人の子どもを対象とした調査を実施した。本研究では，一般家庭の子ども1,719人の中から，年齢と性別を合わせた階層別無作為抽出法によって抽出された110人をコントロール群としている。両群のTSCC-Aの得点を比較した結果，児童養護施設に入所している子どもは，一般家庭の子どもに比べて，不安，抑うつ，および怒り尺度の得点が有意に高いことが示唆された。また，児童養護施設に入所している子どもを，児童相談所および児童養護施設の職員がともに「虐待されていた」と認識している子ども（AA群，N＝19），児童相談所はそういった認識がないものの児童養護施設の職員は「虐待されていた」と認識している子ども（NA群，N＝37），児童相談所および児童養護施設の職員がとも

注7）この研究でCBCL全項目を用いなかったのは，調査対象にかける負担を考慮してのことである。

に「虐待はなかった」と認識している子ども(NN群, N=54)の3群に分け, それにコントロール群の子どもを加えた4群で比較したところ, TSCC-Aのすべての臨床尺度において, AA群の得点がコントロール群の得点に比べて有意に高く (p＜0.01), また, いくつかの臨床尺度で, NA群, NN群, コントロール群との間にも有意差が見られるとの結果となった。この研究から, TSCC-Aの得点は, 子どもの虐待経験の有無, および虐待の程度と関係していると考えられる。

　西澤 (2000) は, 児童養護施設に入所中の179人の子どもを対象に, CDC (Child Dissociative Checklist : Putnam et al., 1988) とTSCC-Aを実施し[注8], 施設入所以前の子どもの養育体験の種別と, これらの尺度が評価する精神症状との関連を検討した。その結果, 身体的虐待および性的虐待を経験してきた子どもは, そういった経験のない子どもに比べてTSCC-AのDEP尺度の得点が有意に高く (p＜.01), また, 心理的虐待を経験した子どもはそうでない子どもに比べてANX (p＜.05), DEP (p＜.01), ANG (p＜.01), PTS (p＜.01) の各尺度の得点が有意に高いことがわかった。また, サンプル数が十分ではなかったために統計的な分析はできていないものの, 性的虐待を受けた子どものTSCCの得点が非常に高いことが示されている。虐待を受けた子どもには抑うつ症状が見られることはこれまでの研究でも指摘されており (たとえば奥山, 1997), 本研究におけるTSCC-Aによる評価の結果もそれと一致した結果となっている。また, 心理的虐待は, いわば「純粋な虐待」(亀岡, 1997) であって, どのような形態の虐待であっても子どもに深刻な心理的ダメージを与えるのはその行為の心理的側面, つまり心理的虐待の要素であることを考えると[注9], TSCC-Aで評価される症状が, 心理的虐待の場合にもっとも顕著であったという本研究の結果は了解できよう。ただし, 本研究

注8) この研究では, TSCCの対象年齢を8歳以上としたため, TSCCに回答があったのは179人中115人であった。

注9) たとえば, 子どもが親の暴力によって腕を骨折したとしよう。同様の骨折は, たとえば自転車が倒れるなどといった事故でも生じうる。後者の場合, それが心的外傷を生じることはほとんどない。つまり, 前者の場合に子どもが心的外傷をこうむったとしたら, それは, 骨折をするという体験に由来するのではなく,「親が傷を負わせた」という文脈性が原因となっていると考えられる。こうした文脈性は, 子どもに対する親の「加虐性」という心理的虐待を構成している。

で示されたTSCC-Aの結果は，身体的虐待や性的虐待などの影響を的確に評価していない可能性がある。その一因として，子どもは，身体的虐待のみとか心理的虐待のみといったように一種別の虐待を経験することはむしろまれであり，ほとんどの場合，いくつかの種別の虐待を重複して経験していることが考えられる。筆者らはこうした問題を解決し，虐待種別に特有の影響をTSCCによって評価するための研究を行っている。この研究については，本書の第6章に掲載しているので参照願いたい。

　西澤ら（2006）は，関東各県の児童相談所が虐待を主訴に一時保護した子どもとその家族を対象に，一時保護時点の一次調査と保護後3カ月から6カ月経過時点の追跡調査において，子どもおよび家族の状況を比較した。子どもにはTSCC-Aを含む各種の尺度による評価が実施されている。追跡調査が可能であったのは41事例であり，追跡調査の対象となった子どものうち28事例（68.3％）が，一時保護後には児童養護施設など家庭外で養育されていた。この研究では，TSCC-Aの得点が，全般的に一次調査よりも追跡調査において低下する傾向が見られた。特に，DEP尺度とPTS尺度の得点が減少する傾向が示された。これは，虐待的な養育から保護され一時保護所や施設等において安定した養育環境を提供されることで，抑うつ症状やPTSDの侵入性の症状が減少することを示しているものと考えられる。

　また，筆者らの日本語版試訳を用いた研究もいくつかある。たとえば，森田（2004）は，児童養護施設や児童自立支援施設で生活する子どもと，一般家庭で生活している小学生および高校生という4群の子どもの精神症状や問題行動を，さまざまな尺度や面接法によって比較しているが，その一つとしてTSCCの結果を比較している。その結果，TSCCの不安，抑うつ，および怒りの三つの尺度で4群間に有意な差が認められ，また，児童養護施設に入所している虐待経験のある小学生のほうが，そうした経験のない一般家庭の小学生群の子どもと比べて，これら三つの臨床尺度の得点が有意に高いとの結果を得ている。

　出野（2008）は，児童養護施設に入所中の146人の子どもを対象に，日本版TSCCと「愛着スタイル尺度」（詫摩・戸田，1988）の関係を見ている。その結果，日本版TSCCの総得点と，愛着スタイル尺度の「安定性」尺度の

得点の間には負の有意相関が，また，愛着スタイル尺度の「両価性」尺度および「回避性」尺度の得点との間には正の有意相関が認められた。さらに，日本版TSCCの総得点を従属変数とし，性別，年齢，施設への入所年齢，入所理由（虐待），および愛着スタイル尺度の下位尺度得点を独立変数とする階層別重回帰分析を行ったところ，両価性尺度の得点が高いほど，日本版TSCCの総得点が高くなることがわかった。愛着のスタイルのなかで，両価的と言われるものは，虐待などの不適切な養育と関連して生じる可能性が高いと考えられることから，出野が示した結果は，日本版TSCCの構成概念妥当性を示すものといえよう。

　以上の検討から，今後，研究を蓄積する必要はあるものの，現時点では，日本版TSCCは臨床的な適用に耐える程度の妥当性を備えていると結論される。

第6章
虐待を受け児童養護施設で生活している子どものトラウマ性の反応に関する研究
―― TSCCを用いた評価の試み ―― [注10]

I はじめに

近年,児童養護施設に入所してくる子どものなかで,家庭内で保護者などからの虐待を経験してきた子どもたちの割合が増加している。それにともない,子どもたちの抱える精神的な問題や行動上の問題は複雑化の一途をたどっている。しかし,子どもたちの虐待の経験と彼らの症状や問題行動との関連は,事例研究や自験例についての臨床的な分析(奥山,1997;亀岡,1997)で指摘されてはいるものの,実証的,量的研究はほとんど行われていない。虐待を受けた子どもたちの心的外傷が注目され(青木,2004),その心理的,精神的な援助の必要性が強調されるようになったが(亀岡,2002;西澤,1999),こうした援助を的確に行うためにも,虐待という経験が子どもに与える心理的影響の客観的な把握は必須であるといえる。

そこで,今回,家族を離れ児童養護施設で生活している子どもたちがどのような虐待を経験し,また,そうした虐待経験と彼らが呈する心理的な症状

注10) 本章は,平成15〜17年度厚生労働科学研究費補助金(子ども家庭総合研究)事業『児童養護施設における思春期児童等に対する心理的アセスメントの導入に関する研究』(主任研究者:西澤哲)において実施した,藤澤陽子(大阪大学大学院),山本知加(同),松原秀子(同),沼谷直子(河内総合病院),尾崎仁美(京都ノートルダム女子大学)との共同研究を一部加筆修正したものである。

や問題との間にどのような関連があるのかを明らかにするための実証的研究を行った。

Ⅱ　対象と方法

1．調査対象

調査対象は，無作為に抽出した児童養護施設100箇所で生活している子どもとした。

これら100箇所の児童養護施設に，以下に述べる調査用紙を送付し，一施設あたり20名の子ども（虐待を受けたと施設職員が考えている子ども10名と，そうした経験はないと考えられている子ども10名）について，子どもを担当しているケアワーカーに子どもの状況等の記入を，子どもには，性的関心（SC）尺度を含まない日本版TSCC-A（本章では，以下TSCCとする）への記入を求めた。

虐待を受けたと担当ケアワーカーが認識している子ども10名と，虐待は受けていないと考えられている子ども10名を選んでもらうこと，および子どもの性および年齢に偏りが生じないことを条件に，調査対象となる子どもの選定は施設職員に一任した。

2．調査票

調査票は，子どもの性，年齢，児童相談所による入所理由，虐待経験の有無に関する施設ケアワーカーの認識などに関するフェースシート，虐待経験の種別および程度を評価するための『虐待経験尺度』（Abuse Experience Inventory：AEI，西澤ら，2004），およびTSCCからなっている。

なお，TSCCの質問項目は何らかの心的苦痛を喚起する可能性があることを考慮し，子どもには「答えたくなかったら答えなくてよい」という教示を強調した。

Ⅲ 結 果

1. 調査対象となった子どもの属性

調査票の配布は全国養護施設協議会調査研究部会を通じて行い，合計1,400票の調査票が回収された（回収率70.0％）。

今回の調査の対象となった子どもの年齢構成と施設ケアワーカーによる子どもの虐待経験の有無に関する認識を表6-1に示す。ケアワーカーが「虐待あり」と認識していた群（以下，「虐待群」とする）は695人であり，「虐待なし」と認識していた群（以下，「非虐待群」とする）は705人であった。年齢の分布には両群で大きな違いは見られなかった。

子どもの性別を表6-2に示す。子どもの性別構成は，虐待群，非虐待群ともほぼ同じであった。

表6-1 子どもの虐待経験の有無と年齢の分布

年齢	2～5	6～10	11～15	16～20	未記入	合計
虐待群 (%)	98 (14.1)	233 (33.5)	248 (35.7)	115 (16.5)	1 (0.0)	695 (100.0)
非虐待群 (%)	100 (14.2)	237 (33.6)	245 (34.8)	123 (17.4)	0 (0.0)	705 (100.0)
合計	198	470	493	238	1	1,400

表6-2 子どもの虐待経験の有無と性別

	虐待群 (%)	非虐待群 (%)	合計
男	350 (50.4)	355 (50.4)	705
女	344 (49.5)	350 (49.6)	694
未記入	1 (0.1)	0 (0.0)	1
合計	695 (100.0)	705 (100.0)	1,400

2. AEIによる子どもの虐待体験の評価

調査対象のうち，AEIに有効回答があったのは1,129人であった。子どもがどのような虐待を経験してきたかを見るため，AEIの下位尺度へのチェックの有無によって，子どもを「虐待なし群」，「心理的虐待群」，「ネグレクト群」，「身体的虐待群」，「性的虐待群」，「DVの目撃群」，「重複虐待群」の7群に分類した。「非虐待群」とは，AEI全項目に該当項目がなく，虐待経験はないと考えられるものである。「心理的虐待群」，「ネグレクト群」，「性的虐待群」，および「DVの目撃群」とは，AEIのそれぞれの下位尺度のみに該当項目があり，他の種別の下位尺度には該当項目がなく，その種別の虐待のみを単独で経験してきたと考えられるものである。それに対して「重複虐待群」とは，AEIの下位尺度のうちで複数の下位尺度にわたって該当項目があり，複数の種別の虐待を重複して経験してきたと考えられる群である（表6-3参照）。

AEIに有効回答のあった1,129人の子どもたちのうちで，AEIでの評価によって虐待を受けてきたと判断される子どもは890人であった。前述したように，施設職員が「虐待あり」と認識していた子どもは695人であったのに対して，AEIの結果ではそれを195人上回ったことになる。これは，施設職員が子どもの虐待経験を見落としてしまっている可能性があることを示唆しているが，一方で，AEIが一般通念的には虐待と考えられないような事柄まで「虐待」として拾い上げてしまっている可能性も考慮しなければならないだろう。

表6-3 AEIによる虐待種別ごとの男女別度数

	男		女		合計	
虐待なし群	116	(20.3)	123	(22.1)	239	(21.2)
心理的虐待群	21	(3.7)	28	(5.0)	49	(4.3)
ネグレクト群	89	(15.6)	78	(14.0)	167	(14.8)
身体的虐待群	4	(0.7)	4	(0.7)	8	(0.7)
性的虐待群	1	(0.2)	1	(0.2)	2	(0.2)
DVの目撃群	7	(1.2)	12	(2.2)	19	(1.7)
重複虐待群	334	(58.4)	311	(55.8)	645	(57.1)
	572	(100.0)	557	(100.0)	1,129	(100.0)

AEIの結果で虐待経験があるとされた子ども890人のうち，単独の種別の虐待を経験したと判断される子どもは245人（27.5％）に過ぎず，虐待群全体の72.5％にあたる645人が複数の種別の虐待を重複して経験してきていることがわかった。

単独の種別の虐待を経験してきた子ども245人の70％近くがネグレクトを体験しており，次いで多いのが心理的虐待であった。

3．AEIの得点に基づいた子どもの虐待体験の評価：クラスタ分析による分類

前項で述べたように，子どもたちの大半は複数の種別の虐待を重複して経験してきていた。そのため，単純にAEIの該当項目を集計するだけでは，経験した虐待の種別ごとに子どもを分類することは不可能であった。そこで，子どもたちのAEI得点をクラスタ分析の手法で処理することによって，重複した虐待体験を有する子どもを含め，その子どもが経験した主たる種別の虐待に分類することを試みた。

AEIの五つの下位尺度得点を標準化したものを使用し，K-Means法によって類型化を行った。解釈可能性を検討した結果，クラスタ数は7が適当であると判断された。

クラスタ1は，他群と比較して心理的虐待が高得点であることから，「心理的虐待群」（PsA群）とした。クラスタ2は，他群と比較してネグレクトが高得点であり，「ネグレクト群」（NG群）と名付けた。クラスタ3は，全体的に低得点であったため，「非虐待群」（NA群）とした。クラスタ4は，全体的に中から高得点であり，「重複虐待群」（MA群）と命名した。クラスタ5は，他群と比較してDVの目撃が高得点であったため，「DVの目撃群」（DV群）とした。クラスタ6は，他群と比較して性的虐待が高得点であり，「性的虐待群」（SA群）と名付けた。クラスタ7は，他群と比較して身体的虐待が高得点あったことから，「身体的虐待群」（PhA）とした。各群の子どもの分布を表6‐4に示す。

各群の特徴を検討するため，クラスタを独立変数，AEIの各下位尺度標準化得点を従属変数とし一元配置分散分析を行った（表6‐5参照）。

表6-4 クラスタ分析による各群の度数

	PsA群	NG群	NA群	MA群	DV群	SA群	PhA群	合計
人数(%)	52 (4.6)	145 (12.8)	658 (58.3)	52 (4.6)	105 (9.3)	53 (4.7)	64 (5.7)	1,129 (100.0)

表6-5 虐待経験下位尺度標準化得点のクラスタ間比較

	PsA群	NG群	NA群	MA群	DV群	SA群	PhA群	分散分析 $F_{(6,1122)} =$	多重比較結果 (Tukey法)
N=	52	145	658	52	105	53	64		
心理的虐待尺度	2.24 (0.76)	-0.24 (0.50)	-0.49 (0.42)	1.91 (0.75)	0.05 (0.62)	1.00 (1.13)	0.69 (0.88)	358.10**	3<2<5<7, 6<4<1
ネグレクト尺度	0.50 (0.90)	1.39 (0.65)	-0.62 (0.39)	1.32 (0.84)	0.12 (0.80)	0.93 (0.90)	0.22 (0.93)	317.79**	3<5,7,1<6<4, 2,5<1
身体的虐待尺度	1.51 (0.93)	-0.45 (0.25)	-0.42 (0.28)	0.32 (0.99)	0.04 (0.70)	0.37 (0.91)	2.46 (0.93)	407.85**	2,3<5<4, 6<1<7
性的虐待尺度	-0.10 (0.49)	-0.23 (0.29)	-0.24 (0.32)	0.29 (0.87)	-0.10 (0.56)	3.81 (1.78)	-0.21 (0.36)	458.79**	3,2,7,1, 5<4<6
DV目撃尺度	0.02 (0.77)	-0.33 (0.42)	-0.46 (0.22)	1.40 (1.50)	1.78 (0.97)	0.81 (1.23)	0.41 (1.14)	258.28**	3,2<1<7 <6<4<5

**p<.01

この結果の分析から，各群の特徴をまとめると，以下のようになる。

PsA群は，心理的虐待得点が高く，また，身体的虐待の得点もやや高い。主として心理的虐待を経験し，中には身体的虐待を合併して経験している子どもも含まれていると考えられる。NG群は，ネグレクト得点のみ高く，他の尺度得点は全体的に低い。主としてネグレクトを経験している子どもたちで，他のタイプの虐待の合併はほとんどない。NA群は，各尺度について全体的に低得点であり，虐待の経験はないか，きわめて少ない子どもたちである。MA群は身体的虐待尺度を除く四つの下位尺度で2番目に高い得点を示しており，さまざまな虐待をあわせて経験している子どもたちだといえる。DV群は，DVの目撃尺度の得点のみ高くなっており，他の尺度得点は全体的に低い。DVの目撃が中心の子どもたちであり，他のタイプの虐待の経験はほとんどないといえよう。SA群は性的虐待得点が他群よりも高くなっており，また，心理的虐待尺度とネグレクト尺度の得点もやや高めである。性的虐待が中心の子どもたちで，中には心理的虐待やネグレクトを併せて経験した子どもが含まれている。PhA群は，身体的虐待尺度の得点のみが顕著に高い。主として身体的虐待のみを経験してきた子どもたちである。

このAEIのクラスタ分析の結果では，NA群以外の子ども，すなわち何らかの虐待を受けてきたと考えられる子どもは471人であった。その中でもっとも多かったのはネグレクトを経験した子どもたちで，何らかの虐待を受けていた子どもの30.8%にあたる145人であった。ネグレクトに次いで多かったのはDVの目撃群で，105人（22.3%）であった。また，性的虐待を受けた子どもが53人（11.3%）含まれていた。

4．TSCCの結果

1）TSCCの下位尺度得点の分布

TSCCは自記式の質問紙検査であるため，原著者のBriere（1996b）は下限年齢を8歳としている。今回の調査では小学校3年生以上の子どもに回答を求め，767人について有効回答が得られた。

今回の分析では，Briereの手続きに倣い，各下位尺度の得点を，T得点が

59以下を正常群，60〜64を準臨床群，65以上を臨床群と分類した。その結果を表6-6に示す。

TSCCの各下位尺度で，解離（DIS）尺度の下位尺度であるファンタジー（DIS-F）尺度を除き，臨床群が12〜18％程度，準臨床群が7〜12％程度となっていた。この結果は，今回の研究の対象となった子どもたちの1割から2割程度が，精神科医などの専門家による援助が必要とされるようなトラウマ性の心理・精神的症状を呈している可能性があることを示している。

DIS-F尺度では，臨床群が35.7％，準臨床群が19.3％と，他の尺度に比べてその割合がかなり多くなっている。DIS-F尺度の高得点は，空想への耽溺傾向を示唆するものであり，そのこと自体は病的なものではない。しかし，今回の調査対象の子どもたちの多くに，臨床的に問題ありとされる程度の空想耽溺傾向が見られたことには注意を要するだろう。

2) 虐待経験の有無とTSCC各下位尺度得点の関係について

子どもたちを年齢層および性別で6群に分け，それぞれの群について，施設職員の認識による虐待経験の有無の別でTSCCの各下位尺度得点に違いがあるかを見た。その結果，小学生男子では，抑うつ（DEP）尺度，怒り（ANG）尺度，および解離（DIS）尺度において虐待群が非虐待群よりも高い

表6-6　TSCCの各下位尺度の得点分布（％）

	不安 (ANX)	抑うつ (DEP)	怒り (ANG)	外傷後 ストレス (PTS)	解離 (DIS)	明らかな 解離 (DIS-O)	ファン タジー (DIS-F)
正常群	610 (79.5)	545 (71.1)	582 (75.9)	578 (75.6)	581 (75.7)	595 (77.6)	345 (45.0)
準臨床群	58 (7.6)	81 (10.6)	65 (8.5)	71 (9.3)	94 (12.3)	72 (9.4)	148 (19.3)
臨床群	99 (12.9)	141 (18.4)	120 (15.6)	116 (15.1)	92 (12.0)	100 (13.0)	274 (35.7)
合計	767 (100.0)	767 (100.0)	767 (100.0)	765 (100.0)	767 (100.0)	767 (100.0)	767 (100.0)

という有意傾向が見られた（表6-7参照）。一方で，中学生男子および高校生男子の群では，虐待経験の有無によるTSCCの尺度得点の違いは認められなかった（表6-8，6-9参照）。

次に，小学生女子の得点を見た（表6-10）。小学生女子では，TSCCのすべての下位尺度について，虐待の有無によって1％水準で得点の有意差が認められ，虐待を経験した子どもの得点が高かった。一方で，中学生女子ではDEP尺度にのみ傾向差が見られ（表6-11参照），虐待を経験した子どもの得点が経験していない子どもの得点よりも高かった。また，高校生女子では，虐待経験の有無によって有意差が生じた尺度はなかった（表6-12参照）。

表6-7 TSCCの平均得点（小学生男子）

	虐待群（N=71）	非虐待群（N=68）	t値（自由度）	p
ANX	5.94	5.09	1.05 (133.56)	0.298
DEP	6.94	5.13	2.41 (137.00)	0.017*
ANG	8.62	6.79	2.26 (136.99)	0.025*
PTS	8.68	7.28	1.47 (136.99)	0.145
DIS	5.96	4.53	2.25 (135.62)	0.026*
DISO	4.45	3.49	1.89 (137.00)	0.061
DISF	2.04	1.56	1.93 (135.57)	0.055

* p＜.05

表6-8 TSCCの平均得点（中学生男子）

	虐待群（N=67）	非虐待群（N=65）	t値（自由度）	p
ANX	4.23	4.05	0.34 (129.51)	0.737
DEP	4.81	4.66	0.18 (129.85)	0.856
ANG	6.55	6.23	0.35 (129.02)	0.725
PTS	6.61	6.14	0.44 (129.76)	0.660
DIS	4.70	4.95	-0.31 (129.79)	0.756
DISO	3.48	3.62	-0.23 (130.00)	0.817
DISF	1.63	1.66	-0.11 (129.76)	0.913

表6-9　TSCCの平均得点（高校生男子）

	虐待群（N=50）	非虐待群（N=60）	t値（自由度）	p
ANX	4.82	4.13	0.77（93.46）	0.446
DEP	4.66	4.63	0.03（98.71）	0.978
ANG	6.40	5.67	0.70（93.80）	0.488
PTS	6.66	6.35	0.26（97.84）	0.793
DIS	4.92	5.15	-0.25（101.61）	0.801
DISO	3.56	3.90	-0.49（105.77）	0.623
DISF	2.02	1.75	0.71（99.17）	0.479

表6-10　TSCCの平均得点（小学生女子）

	虐待群（N=71）	非虐待群（N=69）	t値（自由度）	p
ANX	9.04	5.20	4.76（132.82）	0.000**
DEP	9.46	6.07	4.05（130.30）	0.000**
ANG	10.50	7.42	3.46（129.82）	0.001**
PTS	11.70	7.45	4.44（137.29）	0.000**
DIS	7.27	4.71	3.45（131.90）	0.001**
DISO	5.15	3.51	2.95（136.17）	0.004**
DISF	2.99	1.86	3.45（131.46）	0.001**

**$p<.01$

表6-11　TSCCの平均得点（中学生女子）

	虐待群（N=68）	非虐待群（N=66）	t値（自由度）	p
ANX	7.40	6.71	0.68（129.94）	0.495
DEP	8.47	6.33	2.14（126.82）	0.034*
ANG	10.60	8.74	1.74（131.07）	0.064
PTS	10.10	9.15	0.77（130.26）	0.443
DIS	7.40	5.97	1.39（125.37）	0.168
DISO	5.35	4.61	0.93（129.60）	0.352
DISF	2.62	2.11	1.47（128.08）	0.144

*$p<.05$

表6-12　TSCCの平均得点（高校生女子）

	虐待群（N=54）	非虐待群（N=58）	t値（自由度）	p
ANX	7.28	6.14	1.37 (109.50)	0.174
DEP	8.06	7.22	0.79 (109.90)	0.432
ANG	8.65	7.43	1.16 (109.95)	0.249
PTS	10.40	8.29	1.96 (109.38)	0.053
DIS	7.28	5.69	1.58 (108.30)	0.116
DISO	5.46	4.16	1.81 (107.90)	0.073
DISF	2.67	2.17	1.33 (108.14)	0.186

3）経験した虐待の種別とTSCCの特徴

　虐待種別ごとの心理的影響を検討するため，AEI得点のクラスタ分析で得られた各虐待群と，NG群，すなわち虐待をまったく，あるいはほとんど受けていないと考えられる子どもの群との間で，TSCCの各尺度得点の比較を行った（表6-13～6-17参照）。

　その結果，PsA（心理的虐待）群，PhA（身体的虐待）群，DV（DVの目撃）群の3群で，DEP症状尺度，DIS尺度，およびDIS-O尺度の各得点が，虐待群において有意に高く，ANX尺度，ANG尺度，PTS尺度については傾向差が見られた。

　SA（性的虐待）群では，ANG尺度とDIS-F尺度が傾向差であった以外は，その他五つの尺度について有意差が認められ，SA群の得点が高かった。

　NG（ネグレクト）群では，有意差が認められたのはDEP尺度のみであり，DIS尺度およびDIS-O尺度では傾向差にとどまった。その他の四つの尺度では有意差が認められなかった。

　次に，各群間でTSCCの各尺度の得点を比較した（表6-18参照）。

　その結果，ANX尺度，ANG尺度，およびDIS-O尺度については分散分析では有意差が認められたが，多重比較では有意差が見られなかった。

　多重比較で有意な差が見られたのは，DEP尺度の得点のみであった。DEP尺度の得点は，SA（性的虐待）群が最も高く，次いでMA（重複虐待）群，DV（DVの目撃）群の順であった。

表6-13　PsA群とNA群のTSCC下位尺度得点の比較

	NA群	PsA群	t検定結果	
ANX	5.04 (4.49)	6.18 (5.07)	*	非<心
DEP	5.25 (4.87)	6.99 (5.46)	**	非<心
ANG	7.03 (5.28)	8.19 (5.46)	*	非<心
PTS	7.27 (6.51)	8.59 (6.27)	*	非<心
DIS	4.78 (4.72)	6.24 (5.12)	**	非<心
DISO	3.57 (3.54)	4.63 (3.80)	**	非<心
DISF	1.32 (1.62)	1.61 (1.73)	n.s.	

*$p<.05$　**$p<.01$

表6-14　NG群とNA群のTSCC下位尺度得点の比較

	NA群	NG群	t検定結果	
ANX	5.04 (4.49)	6.04 (5.17)	n.s.	
DEP	5.25 (4.87)	6.76 (5.43)	**	非<ネ
ANG	7.03 (5.28)	8.02 (5.63)	n.s.	
PTS	7.27 (6.51)	8.53 (6.31)	n.s.	
DIS	4.78 (4.72)	6.11 (5.06)	*	非<ネ
DISO	3.57 (3.54)	4.57 (3.80)	*	非<ネ
DISF	1.32 (1.62)	1.54 (1.69)	n.s.	

*$p<.05$　**$p<.01$

表6-15　PhA群とNA群のTSCC下位尺度得点の比較

	NA群	PhA群	t検定結果	
ANX	5.04 (4.49)	6.52 (5.32)	*	非<身
DEP	5.25 (4.87)	7.16 (5.91)	**	非<身
ANG	7.03 (5.28)	8.58 (5.85)	*	非<身
PTS	7.27 (6.51)	8.85 (6.85)	*	非<身
DIS	4.78 (4.72)	6.52 (5.56)	**	非<身
DISO	3.57 (3.54)	4.80 (4.06)	**	非<身
DISF	1.32 (1.62)	1.70 (1.83)	n.s.	

*$p<.05$　**$p<.01$

表6-16　SA群とNA群のTSCC下位尺度得点の比較

	NA群	SA群	t検定結果	
ANX	5.04 (4.49)	7.33 (4.99)	**	非＜性
DEP	5.25 (4.87)	8.19 (5.52)	**	非＜性
ANG	7.03 (5.28)	8.76 (5.07)	*	非＜性
PTS	7.27 (6.51)	10.21 (6.47)	**	非＜性
DIS	4.78 (4.72)	7.62 (5.43)	**	非＜性
DISO	3.57 (3.54)	5.79 (3.98)	**	非＜性
DISF	1.32 (1.62)	1.79 (1.90)	*	非＜性

* p＜.05　** p＜.01

表6-17　DV群とNA群のTSCC下位尺度の得点比較

	NA群	DV群	t検定結果	
ANX	5.04 (4.49)	6.38 (5.16)	*	非＜DV
DEP	5.25 (4.87)	7.33 (5.61)	**	非＜DV
ANG	7.03 (5.28)	8.57 (5.34)	*	非＜DV
PTS	7.27 (6.51)	9.11 (6.21)	*	非＜DV
DIS	4.78 (4.72)	6.57 (5.34)	**	非＜DV
DISO	3.57 (3.54)	7.93 (3.99)	**	非＜DV
DISF	1.32 (1.62)	1.63 (1.74)	n.s.	

*p＜.05　**p＜.01

4）TSCCによる臨床群の分析

経験した虐待の種別と，TSCCによる臨床的症状の有無との関連を見るため，AEI得点のクラスタ分析によって抽出された各群ごとに，TSCC下位尺度のT得点が65以上のもの，つまり臨床的に問題となる症状を示している可能性があるものの割合を見た（表6-19参照）。

全般的に，SA（性的虐待）群およびMA（重複虐待）群で臨床群の割合が多くなっている。SA群では，臨床的に問題となる抑うつ症状，PTSDの侵入性症状，不安症状，および明らかな解離症状の存在の可能性を示すものが25％以上認められた。特に，40％の子どもが抑うつ症状を，また30％の子どもがPTSDの侵入性症状を示している可能性があった。また，MA群では，その

表6-18 TSCCのクラスタ間比較（平均とSD，分散分析結果）

	PsA群	NG群	NA群	MA群	DV群	SA群	PhA群	分散分析結果	多重比較結果（Tukey法）
ANX	5.41 (5.03)	5.55 (4.94)	5.33 (4.61)	7.00 (6.20)	5.98 (5.36)	8.32 (5.19)	6.76 (5.83)	*	3, 1, 2, 5, 7, 4, 6
DEP	5.39 (5.51)	6.85 (4.93)	5.62 (4.81)	8.13 (6.25)	7.08 (5.93)	9.54 (5.48)	6.12 (5.60)	**	1, 3, 7, 2, 5, 4 2, 5, 4, 6
ANG	7.47 (6.00)	6.51 (5.09)	7.48 (5.28)	9.55 (7.32)	8.21 (5.22)	9.69 (4.65)	6.70 (5.38)	**	2, 7, 1, 3, 5, 4, 6
PTS	8.13 (6.84)	8.28 (5.86)	7.57 (6.13)	9.21 (6.98)	9.13 (6.74)	10.79 (6.62)	6.81 (5.88)	n.s.	
DIS	5.60 (5.86)	5.70 (4.57)	5.26 (4.68)	6.83 (5.54)	6.10 (5.28)	7.94 (5.47)	5.52 (5.17)	n.s.	
DISO	4.20 (4.26)	4.27 (3.52)	3.91 (3.54)	5.37 (4.33)	4.52 (4.00)	5.86 (3.70)	4.17 (3.88)	*	3, 7, 1, 2, 5, 4, 6
DISF	1.42 (1.84)	1.42 (1.51)	1.38 (1.58)	1.44 (1.61)	1.63 (1.69)	2.03 (2.21)	1.34 (1.56)	n.s.	

*$p<.05$ **$p<.01$ n.s. 有意差なし

表6-19 虐待種別ごとのTSCC臨床群の度数（%）

	PsA群	NG群	NA群	MA群	DV群	SA群	PhA群
ANX	4 (14.8)	9 (12.2)	33 (9.2)	6 (18.2)	7 (11.5)	10 (29.4)	5 (17.2)
DEP	4 (14.3)	12 (16.7)	46 (13.1)	11 (34.4)	14 (23.0)	14 (40.0)	4 (15.4)
ANG	4 (13.3)	5 (6.7)	50 (14.1)	12 (38.7)	9 (14.5)	8 (22.9)	4 (14.8)
PTS	4 (13.3)	11 (14.9)	41 (11.8)	6 (18.2)	13 (20.6)	10 (30.3)	2 (7.4)
DIS	3 (10.0)	8 (10.4)	37 (11.1)	7 (23.3)	7 (11.7)	8 (23.5)	4 (13.8)
DISO	4 (13.3)	8 (10.4)	39 (11.5)	8 (26.7)	9 (14.8)	9 (25.7)	5 (17.2)
DISF	2 (6.5)	7 (9.0)	25 (7.2)	5 (15.6)	8 (12.9)	8 (23.5)	3 (10.3)

25%以上が怒りの反応，抑うつ症状，および明らかな解離症状を呈している可能性があった。特に，怒りの反応は全体の40%程度に認められた。

また，DV群においては，臨床的に問題となる可能性がある抑うつ症状およびPTSDの侵入性症状を示すものが20%程度見られた。

一方で，PsA（心理的虐待）群，NG（ネグレクト）群，およびPhA（身体的虐待）群では，TSCCの各下位尺度の得点が臨床的に問題となる程度に見られる子どもの割合が20%を超える項目はなかった。

Ⅳ 考 察

1．AEIによる虐待体験の評価について

AEIの該当項目の分析から，子どもは，多くの場合，複数の種別の虐待を重複して経験していることがわかった。従来，児童相談所や児童福祉施設では，子どもが経験した主たる種別の虐待で子どもを理解あるいは分類すると

いう方法がとられてきているが，今回の結果からは，単独種別の虐待を経験している子どもはむしろ少なく，従来の分類で考えることによってかえって子どもの経験を見落としてしまう可能性があることが示唆された。

また，今回の結果は，比率は少ないながらも他の種別の虐待に比べるとネグレクトは単独で生じる可能性が高いことを示唆している。これは，従来から考えられているように，ネグレクトが，子どもへのエネルギーのヴェクトルの方向性という点で他の種別の虐待とは異なる特徴（他の種別の虐待が，子どもに対して「有害なことをする」という侵襲性のある行為であるのに対して，ネグレクトではこうした特徴は認められない）があり，ネグレクトに至る保護者の心理力動が他の種別のそれとは異なったものであることを反映している可能性があるといえよう。

2．子どもの虐待体験について：AEI得点のクラスタ分析の結果から

今回，AEIへの記入を単純に見るだけでは，経験した虐待種別によって子どもを分類することはできなかった。そこで本研究では，クラスタ分析によって，経験した主要な虐待種別に基づき子どもを分類するという方法をとった。その結果，今回の調査対象となった子どもは，心理的虐待を中心とした群（55人），ネグレクトを中心とした群（145人），虐待をまったくあるいはほとんど受けなかった群（658人），複数種別の虐待を重複して経験した群（52人），DVの目撃を中心とした群（105人），性的虐待を中心とした群（53人），および身体的虐待を中心とした群（64人）の7群に分類された。虐待を受けた子ども474人の中で最も多くを占めたのはネグレクトであり，何らかの虐待を経験した子どもの30.6%となって身体的虐待（13.6%）を大きく上回った。厚生労働省の報告では，児童相談所への相談処理件数に占めるネグレクトの割合は身体的虐待よりも少ないが，施設に入所している子どもについては身体的虐待を大きく上回っていることになる。これはおそらく，児童相談所でネグレクトが過小評価されているか，あるいは見落とされているためであろう。

ネグレクトに次いで多かったのはDVの目撃群で，105人（22.2%）であっ

た。「児童虐待の防止等に関する法律」では，2004年に行われた改正で「DVの目撃」が心理的虐待に当たることがようやく明示されることとなったが，児童養護施設にはすでにかなりの数のDV家庭で育った子どもが入所しているという実態が明らかになった。これまで，DVの目撃が子どもにどのような心理的影響を与えるのかに関しては，わが国ではほとんど調査研究がなされていない。本研究では，こうした体験を持つ子どもたちがある程度含まれていたため，後述するように，DV目撃が子どもにもたらす心理的影響に関してある程度の考察が可能となった。

また，性的虐待を受けた子どもが53人含まれていたことにも注目すべきであろう。これは，本調査で虐待を受けていると判断された子どもの11.2％にあたる。2002年度の児童相談所の虐待相談の処理件数に占める性的虐待の割合は3.5％に過ぎないが（厚生労働省福祉行政報告例，2004），児童養護施設には決して少なくない数の性的虐待を体験した子どもが入所していると考えられる。性的虐待は，長期にわたってかなり深刻な心理的，精神的影響を子どもに与える可能性があることを考えるならば（Friedlich, 2002），児童養護施設でのケアのあり方を考える上で性的虐待を受けた子どもの多さは重要な問題となろう。

3．虐待を受け施設で生活している子どもの心理的特徴について：TSCCの結果を中心に

今回の調査では，児童養護施設で生活している子どもの10〜20％が，TSCCが評価するトラウマ性の不安症状，抑うつ症状，怒りの反応，侵入性症状，および解離症状に関して，臨床的に問題となる程度の症状を呈している可能性があることが示された。児童養護施設とはかつての「孤児院」であり，現在の子ども家庭福祉制度においては，保護者等による適切な養育を受けられない子どもたちに社会的養育を提供する施設であると位置づけられている。したがって，入所する子どもが臨床的な援助を必要とするような心理的，精神的問題を抱えているとは想定しておらず，そのための人員や設備はほとんど整えられていない。しかし，虐待による入所の増加を背景として，

心理的あるいは精神科的な治療や援助を必要としている多くの子どもが児童養護施設で生活している可能性があることが本研究から明らかとなった。今後は，こうした子どものニーズに応えられるよう施設の人員配置やケアのあり方を整えていく必要があろう。

　虐待を経験した子どもと経験していない子どもとの間でTSCCの得点差がもっとも顕著だったのは小学生女子，次いで小学生男子であり，思春期中期以降ではほとんど差が見られなかった。今回の調査結果からその理由を明確にすることはできないが，TSCCが評価する心理的，精神的問題が思春期心性に起因するさまざまな心理的問題によって覆い隠されてしまう可能性があるのかもしれない。また，今回の研究では，児童養護施設に入所している子どもを対象としたため，「虐待を経験していない子ども」とは言っても保護者や家庭の養育に何らかの問題がある子どもたちであり，施設入所という体験が一種のトラウマ性の体験となっている可能性があることには留意する必要がある。

　また，クラスタ分析で得られた各虐待群と虐待をまったくあるいはほとんど受けてこなかった群の子どものTSCC得点の比較から，虐待の種別と心理的問題との関連性が示唆された。虐待を受けていない子どもとの比較でもっとも顕著な問題を示したのは性的虐待を受けた子どもであり，TSCCのほとんどすべての尺度について有意に高い得点を示していた。性的虐待がその後の子どもの心理や行動に与える影響は非常に大きいとする知見が示されてきているが（Finkelhore, 1995 ; Friedlich, 2002），今回の研究はこれと一致した結果となった。こうした性的虐待を受けた子どもが，児童養護施設には児童相談所が把握している以上に多く生活している可能性があることを本研究の結果は示しており，今後，子どもに対して施設が提供するケアをいかに子どものニーズに見合ったものにするかが大きな課題であるといえよう。

　また，TSCCの特徴で見る限り，心理的虐待，身体的虐待，およびDVの目撃経験は，抑うつ症状および解離症状という類似した心理的影響を子どもに与えている可能性があるといえよう。抑うつ症状はトラウマ性の体験の後に多く見られ，PTSDとの合併率が高いと報告されているが（van der Kolk et al., 1996），今回の研究では子どもにもそうした傾向があることが示された。ま

た，解離症状は，トラウマ性の経験への防衛機制に起因すると考えられ，虐待を受けた子どもに顕著に見られるとの臨床的な印象があるが，それが実証的に示されたといえよう。また，こうしたパターンがDVの目撃体験が中心である子どもにも見られたことは特記すべきであろう。前述のように，DVの目撃が虐待にあたると法的に認められたのは2004年のことである。これは，最近になるまでDV目撃という体験が子どもに与える心理的影響はあまり重視されてこなかったことを意味する。しかし今回の研究結果から明らかなように，DVを目撃するということは，抑うつ症状やPTSDの侵入性症状など，直接的な暴力の被害にさらされるのと同じような心理的影響を子どもに与えることになるといえる。

　クラスタ分析によって得られた各群間のTSCC得点の比較から，虐待を受けた子どもの中でも，特に性的虐待を受けた子どもおよび複数種別の虐待を重複して受けた子どもが大きな心理的損傷をこうむる可能性があることが示唆され，性的虐待の影響の深刻さ，および虐待の重積効果が示された。またこの点は，臨床的に問題となる可能性がある反応や症状を呈している子どもの割合からも指摘できる。性的虐待を受けた子どもの40％程度が臨床的援助を必要とする可能性がある抑うつ症状を示し，また，複数種別の虐待を経験した子どもの40％程度が怒りの反応を呈している。現状では，こうした子どもに，児童養護施設で生活面での基本的な援助しか提供されていないというのが実態であり，精神科による治療や心理臨床的な援助の機会の提供は急務であるといえよう。

V　おわりに

　今回の研究では，AEIとTSCCという尺度を用いて，虐待が子どもに及ぼす心理的，精神的影響に関する実証的な研究を試みた。その結果，従来，事例研究や臨床的な印象で指摘されているように，虐待を受けた子どもにはさまざまなトラウマ性の症状が見られることが示唆された。特に，性的虐待と複数種別の虐待の重複は，子どもに非常に深刻な心理的影響を与える可能性があることが明らかとなった。現在の子ども家庭福祉の実情では，深刻な虐待

を受けた子どもを家族のもとから分離・保護することで手一杯といった感があり，その後は子どもに社会的養護という生活面の基本的援助を提供するにとどまっているといえる。しかし，本研究が明らかにしたような虐待の心理的，精神的影響の深刻さを考えるなら，分離後の子どもに適切な心理的，精神的援助を提供できなければ，本当の意味での「保護」にはならないといえよう。

資料 1
TSCC-Aの各尺度と下位尺度の標準化データ
（日本版）

TSCC尺度・下位尺度の素点からT得点への変換表（男の子，7〜12歳）

素点	UND	HYP	ANX	DEP	ANG	PTS	DIS	DIS-O	DIS-F
0	37	48	40	39	38	37	39	39	42
1	41	61	42	41	40	39	41	42	49
2	44	75	44	44	41	41	44	45	55
3	48	89	46	46	43	43	46	48	62
4	51	103	48	48	45	44	48	51	69
5	55	116	51	51	47	46	50	54	75
6	58	130	53	53	49	48	53	57	82
7	62	144	55	55	51	49	55	60	89
8	66	158	57	58	52	51	57	63	95
9	69		59	60	54	53	60	65	102
10	73		61	63	56	55	61	68	
11			64	65	58	56	64	71	
12			66	67	60	58	66	74	
13			68	70	62	60	68	77	
14			70	72	63	62	70	80	
15			72	74	65	63	73	83	
16			75	77	67	65	75	86	
17			77	79	69	67	77	88	
18			79	81	71	69	79	91	
19			81	83	73	70	81	94	
20			83	86	74	72	84	97	
21			85	89	76	74	86	100	
22			88	91	78	75	88		
23			90	93	80	77	90		
24			92	95	81	79	92		
25			94	98	83	81	94		
26			96	100	85	82	97		
27			99	103	87	84	99		
28						85	101		
29						87	103		
30						89	106		

TSCC尺度・下位尺度の素点からT得点への変換表（男の子，13〜15歳）

素点	UND	HYP	ANX	DEP	ANG	PTS	DIS	DIS-O	DIS-F
0	33	48	41	40	39	39	40	39	43
1	37	63	44	43	41	41	42	43	50
2	40	79	47	46	43	43	44	46	56
3	44	94	49	49	45	45	47	49	63
4	47	110	52	52	47	47	49	52	70
5	50	125	55	55	49	49	51	55	77
6	53		57	57	51	51	54	58	84
7	57		60	60	53	53	56	61	91
8	60		63	63	55	55	58	64	97
9	64		65	66	57	57	60	67	104
10	67		68	69	59	59	63	70	
11			71	72	61	61	65	73	
12			73	74	63	63	67	76	
13			76	77	65	65	70	80	
14			79	80	67	67	71	83	
15			81	83	69	69	73	86	
16			83	86	71	71	76	89	
17			86	89	73	73	79	92	
18			89	91	75	75	81	95	
19			92	94	77	77	83	98	
20			94	97	79	79	85	101	
21			97	100	81	81	88		
22			100	103	83	83	90		
23			102	106	85	85	92		
24			105	109	87	87	95		
25			108	112	89	89	97		
26			110	115	91	91	100		
27			113	118	93	93	102		
28						95			
29						97			
30						99			

TSCC尺度・下位尺度の素点からT得点への変換表（女の子，7〜12歳）

素点	UND	HYP	ANX	DEP	ANG	PTS	DIS	DIS-O	DIS-F
0	39	48	38	37	37	34	38	38	41
1	43	67	40	40	39	36	40	41	48
2	47	86	42	42	41	38	43	44	56
3	52	105	44	44	43	40	45	47	63
4	56	123	46	47	45	41	47	50	71
5	60	142	48	49	48	43	50	53	78
6	64	162	51	51	50	45	52	57	86
7	68	180	53	54	52	47	55	60	93
8	72		55	56	54	49	57	63	100
9	76		57	58	56	51	59	66	107
10	80		59	61	58	53	62	69	
11			61	63	60	54	64	72	
12			63	65	62	56	67	75	
13			65	68	64	58	69	78	
14			67	70	66	60	71	81	
15			70	73	68	62	74	84	
16			72	75	70	64	76	87	
17			74	77	72	66	79	90	
18			76	80	74	68	81	93	
19			78	82	76	69	83	96	
20			80	84	78	71	86	99	
21			82	87	80	73	88	103	
22			84	89	82	75	90		
23			86	91	84	77	93		
24			89	94	86	79	95		
25			91	97	88	81	97		
26			93	100	90	82	100		
27			95	103	93	84	102		
28						86	105		
29						88	107		
30						90	110		

TSCC尺度・下位尺度の素点からT得点への変換表（女の子，13〜15歳）

素点	UND	HYP	ANX	DEP	ANG	PTS	DIS	DIS-O	DIS-F
0	37	48	37	38	37	35	38	38	41
1	41	69	40	40	39	38	40	41	49
2	45	90	43	43	41	40	43	44	56
3	49	132	45	45	43	42	45	48	64
4	52	153	48	48	45	44	48	51	72
5	56		50	50	47	46	50	54	80
6	60		53	52	49	48	53	57	87
7	63		55	55	51	50	55	60	95
8	67		58	57	53	52	58	64	103
9	71		61	60	55	54	60	67	111
10	74		63	62	57	56	63	70	
11			66	65	59	58	65	73	
12			68	67	61	60	68	76	
13			71	70	63	62	70	79	
14			74	72	65	64	72	72	
15			76	75	67	66	75	86	
16			79	77	69	68	77	89	
17			81	79	71	70	79	92	
18			83	82	73	72	82	95	
19			85	84	75	74	85	98	
20			87	87	77	76	87	101	
21			89	89	79	78	90	104	
22			91	92	81	80	92		
23			93	94	83	82	94		
24			95	97	85	84	97		
25			97	99	87	86	99		
26			99	102	89	88	102		
27			101	104	91	90	104		
28						92	106		
29						94	109		
30						96	111		

資料 2
日本版TSCC質問票
およびプロフィール用紙

日本版TSCC質問票（全項目版） …………………………90～91頁
TSCCプロフィール用紙（全項目版）男の子用（8～12歳） …… 92頁
TSCCプロフィール用紙（全項目版）男の子用（13～15歳）…… 93頁
TSCCプロフィール用紙（全項目版）女の子用（8～12歳） …… 94頁
TSCCプロフィール用紙（全項目版）女の子用（13～15歳）…… 95頁

日本版TSCC-A質問票 ……………………………………96～97頁
TSCC-Aプロフィール用紙男の子用（7～12歳） ………………… 98頁
TSCC-Aプロフィール用紙男の子用（13～15歳） ……………… 99頁
TSCC-Aプロフィール用紙女の子用（7～12歳） ………………… 100頁
TSCC-Aプロフィール用紙女の子用（13～15歳） ……………… 101頁

名前 _____ 年齢 _____ 性別 _____ 番号 _____ 日付 _____

採点: 枠で囲って線引きされている 0 に○がつけられた数を合計したものが UND 尺度の得点。枠で囲って線引きされている 3 に○がつけられた数を合計したものが HYP 尺度の得点となる。各臨床尺度については、それぞれの項目に与えられた得点を右欄の最下段の量下欄の量別の量下段に記入することで、尺度得点が得られる。

	ANX	DEP	ANG	PTS	DIS	DIS-O	DIS-F	SC	SC-P	SC-D

	全くない	たまにある	ときどきある	いつもある
1. 怖い夢をとても怖いと見る	0	1	2	3
2. 悪いことが起こるのではないかと思って、怖くなる	0	1	2	3
3. 悪い考えや怖い場面が、頭の中にとつぜん浮かび上がってくる	0	1	2	3
4. エッチな汚い言葉をさけたくなる	0	1	2	3
5. 誰かが別の人になったりをする	0	1	2	3
6. 涙がかなりほっぱいでいる	0	1	2	3
7. ひとりぼっちだと感じる	0	1	2	3
8. 自分の体のあちこちがちくちく痛む	0	1	2	3
9. とても悲しい気分になったり、不幸せだと感じる	0	1	2	3
10. 前にあった嫌なことを思い出してしまう	0	1	2	3
11. 頭から消してしまって、考えないように努力している	0	1	2	3
12. 怖いことを思い出してしまう、ものを探す	0	1	2	3
13. 大声で叫んだり、泣いたりする	0	1	2	3
14. 泣く	0	1	2	3
15. 急にすべてが怖くなって、なぜそうなるのかわからない	0	1	2	3
16. ものすごく腹が立って、落ち着くことができない	0	1	2	3
17. セックスをすることを考える	0	1	2	3
18. めまいがする	0	1	2	3
19. 人に向かって大声でひどいことを言いたくなる	0	1	2	3
20. 自分自身をひどい目にあわせたくなる	0	1	2	3
21. ほかの人をひどい目にあわせたくなる	0	1	2	3
22. ほかの人のおちんちんやおまたを触ることを考える	0	1	2	3
23. 考えたくないのに、セックスのことを考えてしまう	0	1	2	3
24. 男の人を怖いと感じる	0	1	2	3
25. 女の人を怖いと感じる	0	1	2	3
26. 自分の身体の中が汚れていると感じて、身体を洗う	0	1	2	3

資料2　日本版TSCC質問票およびプロフィール用紙　91

	ANX	DEP	ANG	PTS	DIS	DIS-O	DIS-F	SC	SC-P	SC-D

合計

27. 自分はバカだとか、悪い子だとか感じてしまう
28. 何か悪いことをしてしまったような気になる
29. まわりのものや出来事が、にせ物のような気がする
30. 何かを忘れてしまったり、思い出せない
31. 自分が自分自身の身体の中にいないような感じがする
32. いらいらしたり、気持ちが落ちつかない
33. 怖い
34. 私とセックスをしたいと思っているかもしれないから、他の人は信用できない
35. 自分に起こった何か悪いことについて考えずにはいられない
36. ケンカをしてしまう
37. わたしは汚ない人間だ
38. 自分がどこか別のところにいるようなふりをする
39. 暗いところが怖い
40. セックスのことを心配する
41. いろいろなことを心配する
42. わたしのことを好きでくれる人なんて、誰もいない
43. 思い出したくないことを思い出してしまう
44. 体にヘンな感じがする
45. 頭が空っぽになっているような気がする、真っ白になったりする
46. 人を憎んでいる
47. セックスのことを考えるのをやめられない
48. どんな気持ちも持たないようにと努力している
49. すごく腹が立つ
50. 誰かが自分を観ようとしているように感じて、怖くなる
51. あんな悪いことが起こらなければよかったのにと思う
52. 自殺したい
53. 昼間ボーッと他のことを考えてしまって、まわりのことに気づかないことがある
54. まわりの人がセックスの話をしているような気がしてしまう

0 1 2 3 (UND / HYP)

欠落項目数

TSCC Booklet by John Briere

Copyright © 1989, 1996 by Psychological Assessment Resources, Inc. Japanese translation published by arrangement with Psychological Assessment Resources, Inc. through The English Agency (Japan) Ltd. Printed in Japan

TSCCプロフィール用紙：男の子用 (8歳-12歳)　使用用紙：TSCC ☐　TSCC-A ☐　日付_____

名前_____　登録番号_____　年齢_____　性別_____　人種_____

(見本 / Sample)

Profile Form: Males (Ages 8-12)

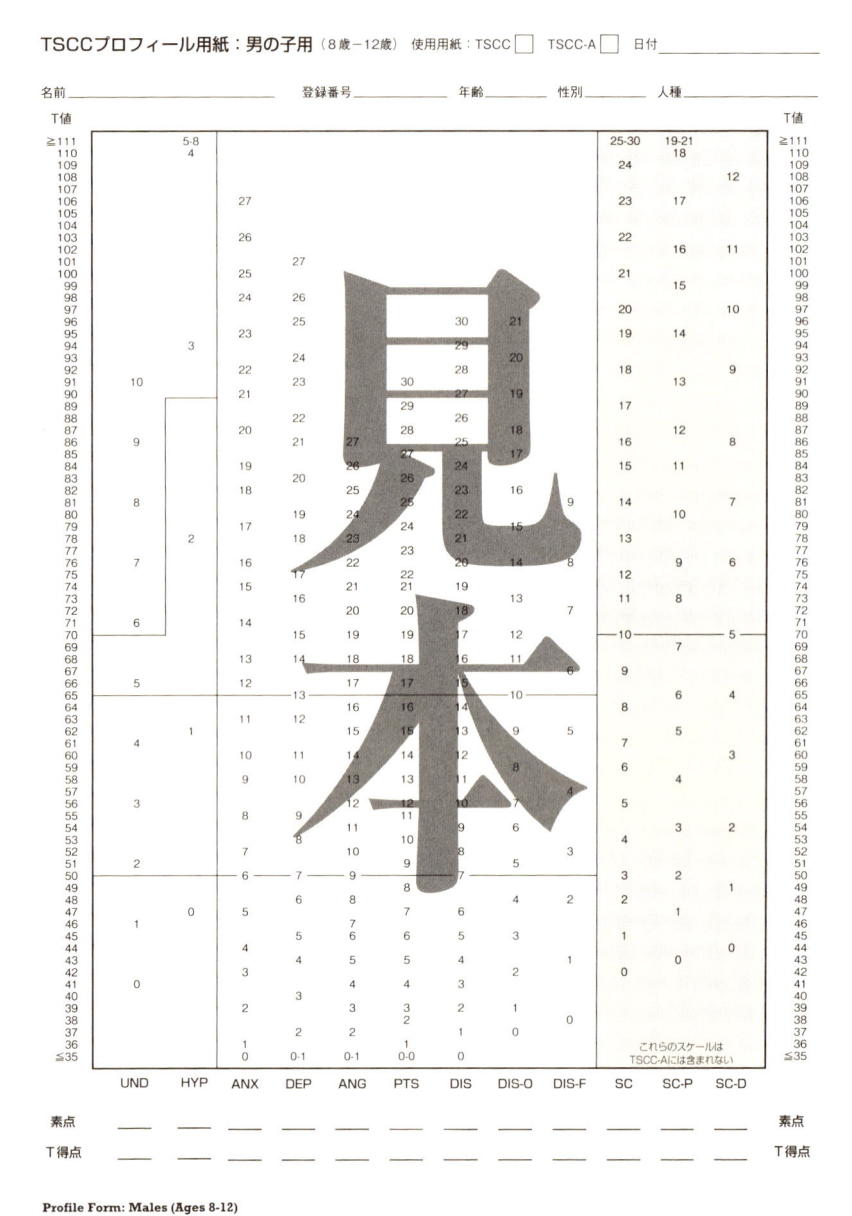

Copyright © 1996 by Psychological Assessment Resources, Inc.
Japanese translation published by arrangement with Psychological Assessment Resources, Inc.
through The English Agency (Japan) Ltd. Printed in Japan

資料2 日本版TSCC質問票およびプロフィール用紙 93

TSCCプロフィール用紙：男の子用 （13歳−15歳） 使用用紙：TSCC ☐ TSCC-A ☐ 日付＿＿＿＿＿＿＿＿

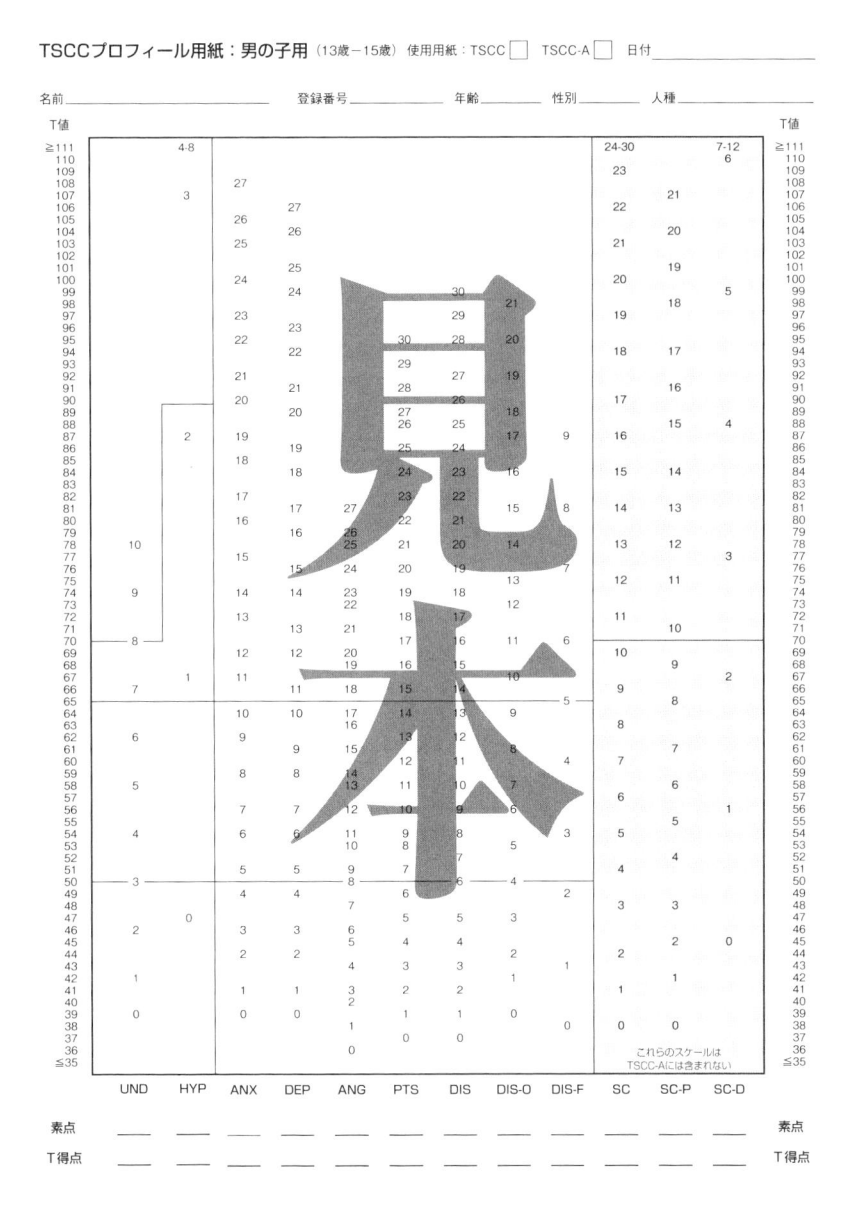

見本

Profile Form: Males (Ages 13-15)

Copyright © 1996 by Psychological Assessment Resources, Inc.
Japanese translation published by arrangement with Psychological Assessment Resources, Inc.
through The English Agency (Japan) Ltd. Printed in Japan

TSCCプロフィール用紙：女の子用 (8歳-12歳)　使用用紙：TSCC ☐　TSCC-A ☐　日付＿＿＿

名前＿＿＿＿＿　登録番号＿＿＿＿＿　年齢＿＿＿＿＿　性別＿＿＿＿＿　人種＿＿＿＿＿

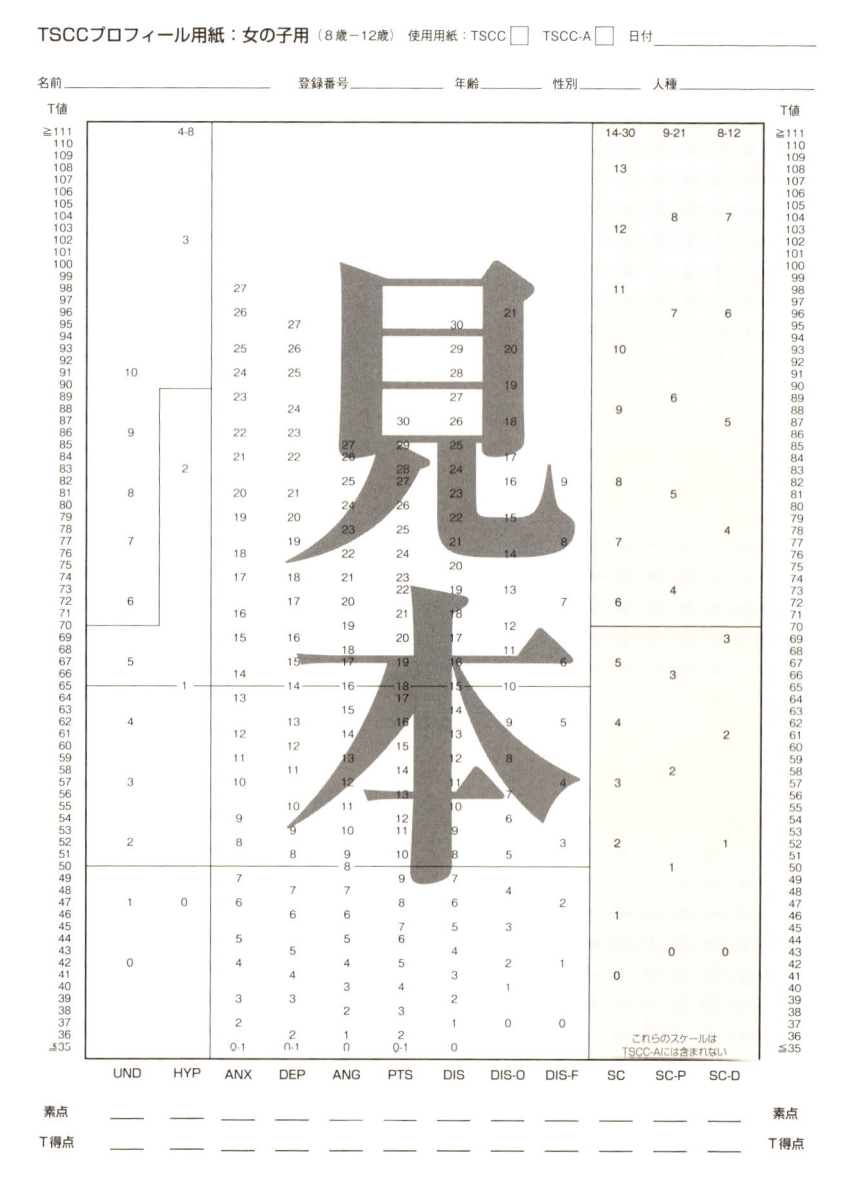

見本

Profile Form: Females (Ages 8-12)

Copyright © 1996 by Psychological Assessment Resources, Inc.
Japanese translation published by arrangement with Psychological Assessment Resources, Inc. through The English Agency (Japan) Ltd. Printed in Japan

資料2　日本版TSCC質問票およびプロフィール用紙　95

TSCCプロフィール用紙：女の子用 (13歳-15歳)　使用紙：TSCC □　TSCC-A □　日付 _____

見本

Profile Form: Females (Ages 13-15)
Copyright © 1996 by Psychological Assessment Resources, Inc.
Japanese translation published by arrangement with Psychological Assessment Resources, Inc.
through The English Agency (Japan) Ltd. Printed in Japan

	ANX	DEP	ANG	PTS	DIS	DIS-O	DIS-F

資料2　日本版TSCC質問票およびプロフィール用紙　97

	ANX	DEP	ANG	PTS	DIS	DIS-O	DIS-F

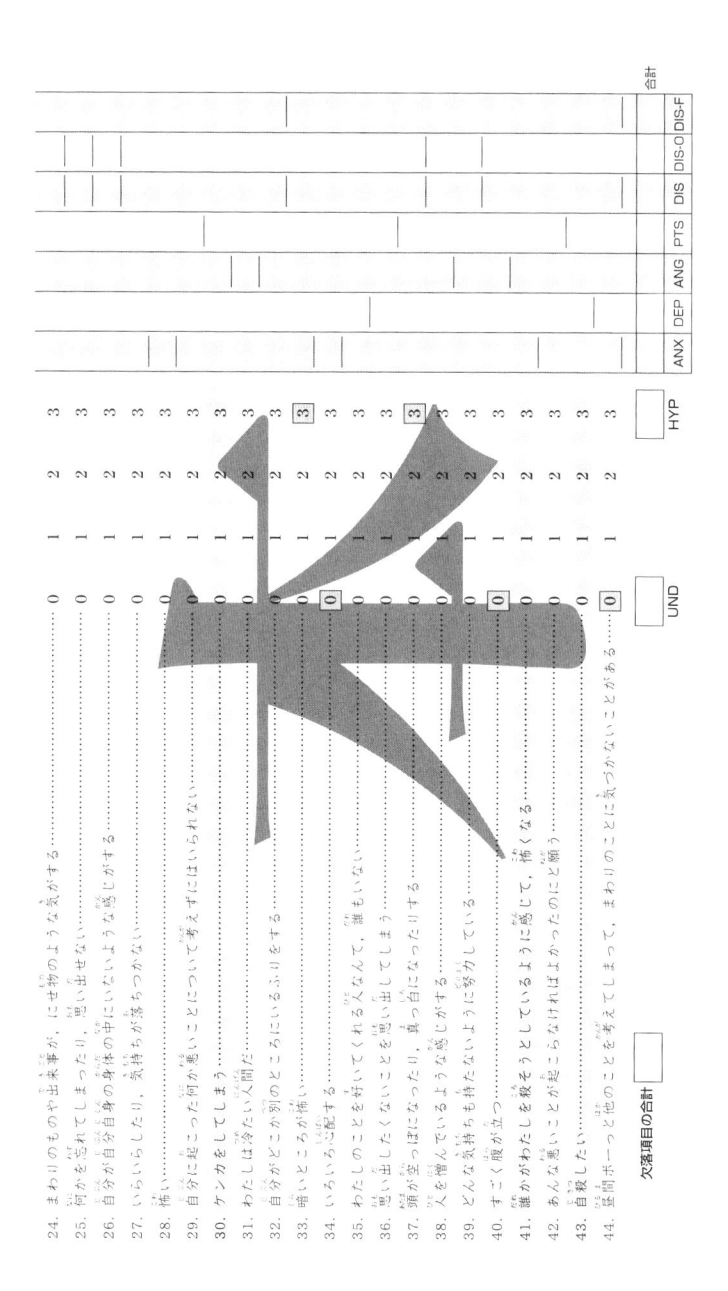

24. まわりのものや出来事が、にせ物のような気がする 0 1 2 3
25. 何かを忘れてしまったり、思い出せない 0 1 2 3
26. 自分が自分自身の身体の中にいないような感じがする 0 1 2 3
27. いらいらしたり、気持ちが落ちつかない 0 1 2 3
28. 怖い 0 1 2 3
29. 自分に起こった何か悪いことについて考えずにはいられない 0 1 2 3
30. ケンカをしてしまう 0 1 2 3
31. わたしは冷たくない人間だ 0 1 2 3
32. 自分がどこか別のところにいるふりをする 0 1 2 3
33. 暗いところが怖い 0 1 2 3
34. いろいろ心配する 0 1 2 3
35. わたしのことを好いてくれる人なんて、誰もいない 0 1 2 3
36. 思い出したくないことを思い出してしまう 0 1 2 3
37. 頭が空っぽになったり、真っ白になったりする 0 1 2 3
38. 人を憎んでいるような気持ちがする 0 1 2 3
39. どんな気持ちも持たないように努力している 0 1 2 3
40. すごく腹が立つ 0 1 2 3
41. 誰かがわたしを殺そうとしているように感じて、怖くなる 0 1 2 3
42. あんな悪いことが起こらなければよかったのにと願う 0 1 2 3
43. 自殺したい 0 1 2 3
44. 空間ボーっと他のことを考えてしまって、まわりのことに気づかないことがある 0 1 2 3

欠落項目の合計 ☐

HYP ☐　UND ☐

TSCC-A Booklet by John Briere

Copyright © 1989, 1996 by Psychological Assessment Resources, Inc. Japanese translation published by arrangement with Psychological Assessment Resources, Inc. through The English Agency (Japan) Ltd.　Printed in Japan

TSCC-Aプロフィール用紙：男の子用（7歳−12歳）

日付 _____

名前 _____ 番号 _____ 年齢 _____ 性別 _____

見本

	UND	HYP	ANX	DEP	ANG	PTS	DIS	DIS-O	DIS-F
素点									
T得点									

Profile Form: Males (Ages 7-12)

資料2　日本版TSCC質問票およびプロフィール用紙　99

TSCC-Aプロフィール用紙：男の子用（13歳−15歳）

日付 _____

名前 _____　番号 _____　年齢 _____　性別 ___

（見本）

T値	UND	HYP	ANX	DEP	ANG	PTS	DIS	DIS-O	DIS-F

素点 _____
T得点 _____

Profile Form: Males (Ages 13-15)

TSCC-Aプロフィール用紙：女の子用（7歳−12歳）

日付 _____

名前 _____ 番号 _____ 年齢 _____ 性別 _____

T値	UND	HYP	ANX	DEP	ANG	PTS	DIS	DIS-O	DIS-F
≧106		4-8					29-30		9
105		3					28		
104									
103				27				21	
102							27		
101									
100				26			26		8
99								20	
98									
97				25			25		
96								19	
95			27				24		
94					24				
93			26		23	27	23	18	7
92									
91			25		22	26		17	
90			24				22		
89					21	25	21		
88								16	
87		2	23			28	20		6
86									
85			22		20	23		15	
84					19		19		
83			21			22	26		
82							25	14	
81			20		18	21			
80	10						24		
79			19		17			17	5
78							23	13	
77			18		16	19			
76	9						22	12	
75			17		15	18			
74						21		15	
73			16			17		11	
72	8						20	14	4
71			15		14	16			
70							19	13	10
69					13	15	18		
68	7	1	14				17	12	
67			13		12	14		11	9
66							16		
65	6		12		11	13	15	10	8	3
64			11		10				
63	5		10			12	14	9	7	
62					10	11	13		6	2
61			9			10	12	8		
60	4		8		9		11	7		
59							10		5	
58					8	9		6		
57	3		7		7	8	9	5		1
56							8	4	3	
55	2	0	6				7			
54			5		5	7		3	2	
53			4		4	6				
52	1		3		3	5	4	2	1	0
51			2		2	4	3			
50						3	2	1	0	
49	0		1		1	2		0		
48			0		0	1				
47						0				
≦33										

素点 _____

T得点 _____

Profile Form: Females (Ages 7-12)

資料2 日本版TSCC質問票およびプロフィール用紙 101

TSCC-Aプロフィール用紙：女の子用 (13歳-15歳)

日付 _____

名前 _____ 番号 _____ 年齢 _____ 性別 _____

(見本)

T値	UND	HYP	ANX	DEP	ANG	PTS	DIS	DIS-O	DIS-F

素点 _____ _____ _____ _____ _____ _____ _____ _____ _____

T得点 _____ _____ _____ _____ _____ _____ _____ _____ _____

Profile Form: Females (Ages 13-15)

あとがき

　1997年に開始した日本版TSCCの作成に向けた私の仕事は，12年を経た今，なんとか一応の終結を見ることができた。単なる臨床家に過ぎない私が，尺度構成という専門外の仕事に手を染めるに至った経過は，原版のマニュアルの「訳者あとがき」に記したのでここでは触れない（なお，日本子ども虐待防止学会の学術雑誌である『子どもの虐待とネグレクト』の第11巻第2号で，『TSCCマニュアル』の書評を担当してくれた甲南大学の森茂起先生が，「訳者あとがき」がもっとも面白いと評してくれている。まだ読んでないあなた，すぐに書店に走るべきである）。

　12年といえば，干支一回りである。これだけの期間を要したのは，原著者のBriereが言うように，尺度の開発には多大なるエネルギーと時間を要するからだけではなかろう。やはり，基礎心理学や精神測定学の知識を欠く私がこの作業を行ったという事実の関与は否めない（ちなみに，私も一応は心理学の学生であり，必修科目であった「心理学実験測定」は履修した。しかし，学生運動にかまけて，課題のレポートの大半を同級生に依存したという愚行のつけが回ってきたのだ）。TSCCの刊行を心待ちにされていた多くの関係者の方々には，お待たせしすぎたことを心よりお詫び申し上げる次第である。

　子ども家庭福祉，子どもの精神保健・医療，心理臨床，あるいは学校教育など，さまざまな領域において子どもの虐待がもっとも重要な位置を占めるようになった。であるにもかかわらず，わが国では虐待の影響のアセスメントに使えるツールがほとんど用意されていない。この事実が，私が日本版TSCCの作成に着手した動機の一つであった。しかし，本書の出版をもってその作業が終結したわけではなく，むしろ出発点に立ったといったほうが適切かもしれない。今後，日本版TSCCをさまざまな領域の専門家に使っていただき，研究を蓄積していくなかでさらなる改良を加えていく必要があろう。また，本書に示したように，日本版TSCCの臨床尺度の主成分分析の結果のなかには，米国の原版TSCCとはやや異なった結果となったものもあった。

この違いは，日米の文化差に起因している可能性は否定できない。今回は，原版TSCCとの整合性を重視したため，こうした違いを日本版TSCCに反映させることは控えたが，今後の研究課題としては重要な問題であるかもしれない。

　このように，日本版TSCCの臨床研究ははじまったばかりであり，また，本当の意味での「日本版TSCC」の作成にはさらなるエネルギーを要することになる。門外漢としての研究がいかに困難で苦痛に満ちたものであるか，今回ほど骨身に染みたことはない。日本版TSCCの今後の発展は，基礎心理学領域の若き研究者や，怖いもの知らずの若き臨床家に託する次第である。

　最後になったが，日本版TSCCの出版を快く引き受けてくれた金剛出版の編集者に，心からの感謝の意を表したい。私が日本版TSCCの作成という企みを持った当時には，現在は星和書店に移られた石井みゆき氏が尽力いただき，またその後は，田中春夫氏に編集を引き継いでいただいた。この二人の優秀な編集者の力がなければ，本書が日の目を見ることはなかったと断言できる。

2009年10月
著者を代表して
西澤　哲

参考文献

Achenbach, T.M. & Edelbrock, C. : Manual for the Child Behavior Checklist and the Revised Child Behavior Profile.University of Vermont, Burlington, 1983.

青木　豊：乳幼児期における外傷後ストレス障害．児童青年精神医学とその近接領域，45, 130-139．2004.

Briere, J. : Trauma Symptom Checklist for Children. Psychological Assessment Resources, Florida, 1996a.（西澤　哲訳：子ども用トラウマ症状チェックリスト（TSCC）．金剛出版，2009a）

Briere, J. : Trauma Symptom Checklist for Children (TSCC)：Professional Manual. Psychological Assessment Resources, Florida, 1996b.（西澤　哲訳：子ども用トラウマ症状チェックリスト（TSCC）専門家のためのマニュアル．金剛出版，2009b）

Briere, J. & Lanktree, C. B. : The Trauma Symptom Checklist for Children (TSCC) : Preliminary psychometric characteristics. Unpublished manuscript, Department of Psychiatry, University of Southern California School of Medicine, CA, 1995.

Cohen, J. A. & Mannarino, A. P. : The effectiveness of short-term group psychotherapy for sexually abused girls : A pilot study. Grand Rounds presentation, University of Pittsburgh School of Medicine, Pittsburgh, PA, 1992(Nov.).

出野美那子：青年期前期における被虐待経験者の心理・社会的不適応への影響要因：児童養護施設で生活する子どもを中心として．大阪大学大学院人間科学研究科．博士学位請求論文．2008.

Elliott, D. M. : Common TSCC profiles among traumatized youth. Unpublished manuscript, University of California, Los Angeles, 1995.

Elliott, D. M. & Briere, J. : Forensic sexual abuse evaluations of older children : Disclosures and symptomatology. Behavioral Sciences and the Law, 12, 261-277, 1994.

Elliott, D. M., McNeil, D., Cox, J., & Bauman, D. : Multivariate impacts of sexual molestation, physical abuse, and neglect in a forensic sample. Paper presented at the 4th International Family Violence Research Conference, Durham, NH, 1995 (July).

Evans, J. J., Briere, J., Boggiano, A. K., & Barrett, M. : Reliability and validity of the Trauma Symptom Checklist for Children in a normal sample. Paper presented at the San Diego Conference on Responding to Child

Maltreatment, San Diego, CA, 1994 (Jan.).
Finkelhor, D. : The victimization of children : A developmental perspective. American Journal of Orthopsychiatry, 65, 176-193, 1995.
Finkelhor, D. & Browne, A. : The traumatic impact of child sexual abuse : A conceptualization. American Journal of Orthopsychiatry, 55, 536-541, 1985.
Friedrich, W. N. : Unpublished dataset. Mayo Clinic, Rochester, MN, 1995.
Friedlich, W. N. : Psychological Assessment of Sexually Abused Children and Their Families. Sage, Thousand Oaks, 2002.
Jones, R. T. : Child's Reaction to Traumatic Events Scale (CRTES) : A self report traumatic stress measure. Virginia Polytechnic Institute and State University, Blacksburg, VA, 1994.
Jones, R. T. & Ribbe, D. P. : Child, adolescent and adult victims of residential fire. Behavior Modification, 15 (4), 560-580, 1991.
Jones, R. T., Frary, B., Cunningham, P. B., & Weddle, D. : Predictors child and adolescent functioning following trauma-related events. Paper presented at a symposium "Children's Responses to Natural Disasters", at the annual meeting of the American Psychological Association Convention, Toronto, Ontario, Canada, 1993 (Aug.).
亀岡智美：被虐待児の精神医学．臨床精神医学，26, 11-17, 1997.
亀岡智美：性的虐待とそのケア．児童青年精神医学とその近接領域，43, 395-404, 2002.
厚生労働省：平成14年度福祉行政報告例．2004.
Lanktree, C. B. : Treating child victims of sexual abuse. In J. Briere (Ed.), Assessing and Treating Victims of Violence, pp. 55-66, Jossey-Bass, San Francisco, 1994.
三浦恭子：児童養護施設入所児の心的外傷体験とその影響：米国のトラウマ反応に関する質問紙の試行を通して．昭和女子大学大学院生活機構研究科生活文化研究専攻心理学講座．1999.
森田展彰：平成15年度児童環境づくり等総合調査研究事業報告書．被虐待児童における精神症状・問題行動および内在化された養育者のイメージ：養護施設・児童自立支援施設の児童と一般小中高校児童の比較．財団法人こども未来財団，2004.
Nader, K. O., Kriegler, J. A., Blake, D. D., & Pynoos, R. S. : Clinician Administered PTSD Scale, Child and Adolescent Version(CAPS-C). National Center for PTSD, White River Junction, VT, 1994.
Nelson-Gardell, D. : Validation of a treatment outcome measurement tool :

Research for and with human service agencies. Paper presented at the 35th annual workshop of the National Association for Welfare Research and Statistics, Jackson, WY, 1995 (Sept.).

西澤　哲：虐待によるトラウマを受けた子どものプレイセラピー．精神療法，25(6)，545-553．1999．

西澤　哲：児童養護施設に入所中の子どもの心的外傷反応のタイプに関する研究，日本社会事業大学社会事業研究所年報第36号，pp.117-126, 2000．

西澤　哲，中島健一，三浦恭子：養護施設に入所中の子どものトラウマに関する研究：虐待体験とTSCCによるトラウマ反応の測定．1998年度共同研究報告書．日本社会事業大学社会事業研究所．1999．

西澤　哲，尾崎仁美，沼谷直子，藤澤陽子，松原秀文，山本知加：児童養護施設におけるアセスメントのあり方に関する研究．平成15年度厚生労働科学研究（子ども家庭総合研究事業）報告書，児童福祉機関における思春期児童等に対する心理的アセスメントの導入に関する研究（主任研究者：西澤　哲），424-431．2004．

西澤　哲，尾崎仁美，沼谷直子，藤澤陽子，松原秀文，山本知加：児童養護施設に入所中の子どもの心理的問題に関する研究：TSCCを用いた測定の試み．未発表．

西澤　哲，菅生聖子，田中るみ子，藤澤陽子，屋内麻理，山本知加：虐待を受けた子どもの行動チェックリストの臨床的妥当性および有用性の検討．平成17年度厚生労働科学研究費補助金（子ども家庭総合研究事業）分担研究報告書，児童福祉機関における思春期児童等に対する心理的アセスメントの導入に関する研究（主任研究者：西澤　哲），95-131, 2006．

奥山眞紀子：被虐待児の治療とケアー．臨床精神医学，26, 19-26, 1997．

Putnam, F. W. : Child Disocciative Checklist. National Institute of Mental Health, Bethesda, MD, 1988.

Putnam, F. W. & Peterson, G. : Further validation of the Child Dissociative Checklist. Dissociation, 7(4), 204-211, 1994.

Reich, W., Shayka, J. J., & Taibleson, C. : Diagnostic Interview for Children and Adolescents (DICA). Washington University, St. Louis, MO, 1991.

Shaffer, D., Fisher, P., Piacentini, J., Schwab-Stone, M., & Wickes, J. : The Diagnostic Interview Schedule for Children (DISC). New York State Psychiatric Institute, New York, NY, 1992.

Singer, M. I., Anglin, T. M., Song, L. Y., & Lunghofer, L. : Adolescents' exposure to violence and associated symptoms of psychological trauma. Journal of the American Medical Association, 273, 477-482, 1995.

Smith, D. W., Saunders, B. E., Swenson, C. C., & Crouch, J. : Trauma Symptom Checklist for Children and Children's Impact of Events-Revised scores in sexually abused children. Unpublished manuscript, 1995.

詫間武俊, 戸田弘二：愛着理論から見た青年の対人関係：成人愛着スタイル尺度作成の試み．東京都立大学人文学報, 196, 1-16, 1988.

Terr, L. : Too Scared to Cry : How Trauma Affects Children, and Ultimarely Us All. Basic Books, New York, 1990.（西澤　哲訳：恐怖に凍てつく叫び．金剛出版, 2006）

坪井裕子：Child Behavior Checklist/4-18 (CBCL) による被虐待児の行動と情緒の特徴．教育心理学研究, 53, 110-121, 2005.

海野千畝子, 杉山登志郎：性的虐待の治療に関する研究その2：児童養護施設の施設内性的虐待への対応．小児の精神と神経, 47(4), 273-279, 2007.

van der Kolk, B. A., McFarlane, A. C., & Weisaeth, L. : Traumatic Stress : The Effect of Overwhelming Experience on Mind, Bady, and Society. Guilford Press, New York, 1996.（西澤　哲監訳：トラウマティック・ストレス：PTSDおよびトラウマ反応の臨床と研究のすべて．誠信書房, 2001）

Wolfe, V.V. & Gentile, C. : Children's Impact of Traumatic Events Scale-Revised (CITES-R). London Health Sciences Center, London, Ontario, 1991.

Wolfe, V. V., Gentile, C., & Wolfe, D. A. : The Impact of Sexual Abuse on Children : A PTSD Formulation. Behavior Therapy, 20, 215-228, 1989.

著者略歴

西澤　哲（にしざわ・さとる）
サンフランシスコ州立大学教育学部カウンセリング学科修了。山梨県立大学人間福祉学部教授。著書に『トラウマの臨床心理学』（金剛出版），『子どもの虐待』（誠信書房），『子どものトラウマ』（講談社現代新書），訳書に『虐待を受けた子どものプレイセラピー』『トラウマをかかえた子どもたち』『トラウマティック・ストレス』（以上，誠信書房）『恐怖に凍てつく叫び』『子ども用トラウマ症状チェックリスト（TSCC）専門家のためのマニュアル』（金剛出版）などがある。

山本知加（やまもと・ともか）
大阪大学大学院人間科学研究科博士後期課程単位取得退学。大阪大学医学系研究科附属子どものこころの分子統御機構研究センター特任研究員。発達障害をもつ子どものトラウマとその心理的サポートをテーマにした研究に取り組む。

日本版TSCC（子ども用トラウマ症状チェックリスト）の手引き
その基礎と臨床

2009年11月25日　発行
2020年10月10日　3刷

著　者　西澤　哲
　　　　山本知加

発行者　立石正信

印刷・製本　太平印刷社

発行所　株式会社　金剛出版
〒112-0005　東京都文京区水道1-5-16
電話03-3815-6661　振替00120-6-34848

ISBN978-4-7724-1298-8 C3011　　©2009, Printed in Japan

Trauma Symptom Checklist for Children (TSCC) Professional Manual

子ども用トラウマ症状チェックリスト（TSCC）専門家のためのマニュアル

ジョン・ブリア著
西澤　哲訳

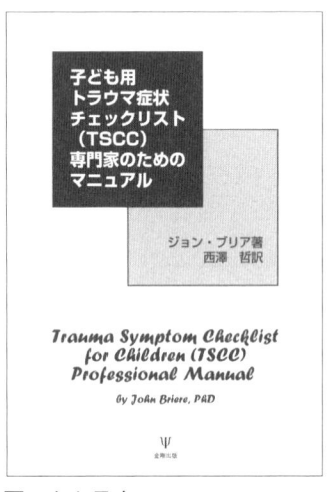

TSCCは虐待などトラウマ性体験の子どもへの影響をより正確にもれなく評価できる最新の心理検査である。慢性的なトラウマ体験の子どもへの心理的影響を主たる研究・臨床領域としている著者により開発された本テストが，わが国トラウマ研究の第一人者の手により待望の日本語版として登場！

開発の経緯から具体的な使用法や事例，標準データを記載した標準マニュアルとともに，検査用紙，わが国の子どもたちのデータにより標準化された得点票も刊行される。

■おもな目次
1. 序章
2. 検査用具，施行法，スコアリング
3. 解釈
4. 記述的情報と標準化に関する情報
5. 尺度開発の経過と妥当性

資料　TSCCの各尺度と下位尺度の標準化データ（米国版／日本版）／TSCCプロフィール用紙（米国版／日本版）

Ａ４判　64頁　本体3,000円＋税

好評発売中
TSCC-A用紙セット
● (男の子用) / ● (女の子用)

TSCC-A質問票＋
TSCC-Aプロフィール用紙
(男の子用／女の子用)
25組入

　性的関心項目を割愛したTSCC-Aは，児童や保護者，教師などの抵抗が少なく，現場で使いやすくなっている。

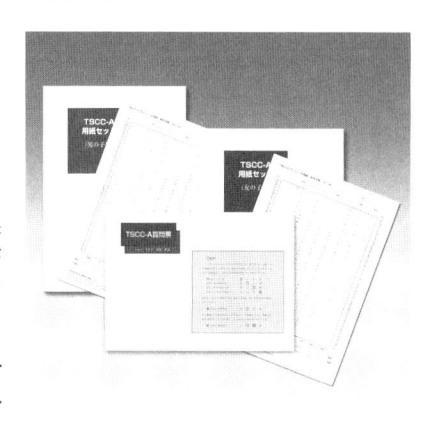

本体　各5,000円＋税

新発売
TSCC (全項目版) 用紙セット
● (男の子用) / ● (女の子用)

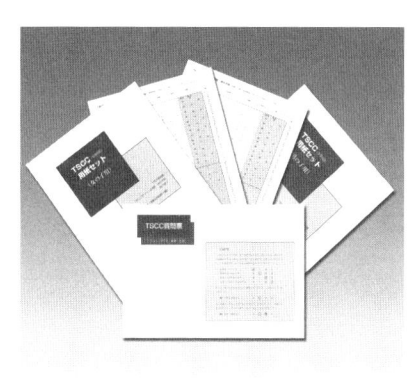

TSCC質問票＋
TSCCプロフィール用紙
(男の子用／女の子用)
25組入

　現場からの強いニーズに応えて，性的な問題をより正確に捉えることができるよう，性的関心項目を含めたTSCC全項目版が登場。

本体　各5,000円＋税

子どもを虐待から守る科学
アセスメントとケアのエビデンス

［編・著］＝原田隆之
［著］＝堀口康太　田附あえか

A5判　並製　176頁　本体 2,600円＋税

児童虐待はどこまで解明されているか。
データをもとに
正確なアセスメントとケアの根拠を携えるための
「児童虐待と闘う科学」。

ぎゃくたいってなあに？

［監修］＝溝口史剛
［著］＝青木智恵子

A5判　並製　192頁　本体 1,800円＋税

「虐待」について、
子どもでもわかるように
できるだけわかりやすく書いた本。
権利の話から虐待の事例までをイラスト付きで解説。

虐待にさらされる子どもたち
密室に医学のメスを：子ども虐待専門医の日常

［著］＝ローレンス・R・リッチ
［訳］＝溝口史剛

A5判　並製　264頁　本体 3,800円＋税

子ども虐待は秘密裡に行われることが多い。
しかし詳細な医学的分析で
「その時に何が起こったのか？」を
明らかにすることもできる！